열두 달
그리운
풍경

추천의 글

회색빛으로 흐려지는 부모님의 기억을
다채롭게 물들이기를!

나이가 들면서 인지 기능은 서서히 감소합니다. 사람마다 진행 속도나 일상생활에 미치는 영향의 정도는 분명 다르겠지만, 누구도 피할 수 없는 일이지요. 하지만 건강한 신체 활동과 생활습관에 힘쓰면서 두뇌 훈련을 반복하면, 인지 기능이 병적인 상태로 나빠지는 일은 충분히 막을 수 있습니다.

뇌 과학 연구에 따르면, 다양한 감각 활동을 통해 뇌의 신경세포를 반복적으로 자극해야 인지 장애를 예방할 수 있다고 합니다. 그림 그리기나 색칠하기, 독서, 글쓰기, 카드 게임, 낱말 맞추기 등은 잘 알려진 두뇌 훈련법입니다. 요즘 인기 많은 컬러링 역시 인지 기능을 유지·향상시키는 데 유익한 활동으로 손꼽습니다. 어떤 내용의 그림인지, 무슨 색을 칠할지 끊임없이 생각하면서 손의 미세 근육을 사용한다는 점에서 그렇습니다.

두뇌 훈련은 또한 감정적으로 평온하고 삶에 대한 긍정적인 에너지가 높을 때 효과가 극대화됩니다. 뇌가 즐거워야 생각의 회로가 한층 활성화되기 때문입니다. 효리원의 〈부모님을 위한 쉬운 컬러링북〉은 부모님들이 옛 추억을 떠올리며 즐겁게 색칠할 수 있도록 구성한 책입니다. 추억을 떠올려 말하고 그 기억을 아름답게 색칠하면서, 삶에 대한 온화한 마음을 되찾고 기억력과 함께 인생의 기쁨을 회복하도록 돕는 것입니다.

인지 능력이 떨어지면서 옛 기억이 새록새록 떠오른다는 분들을 종종 봅니다. 그리운 풍경을 담아 낸 그림을 색칠하다 보면, 회색빛으로 흐려지는 부모님의 기억이 다채롭게 물들여지리라 믿습니다.

대한임상노인의학회 교육이사
연세대학교 의과대학 세브란스병원 부교수 강희택

부모님을 위한 쉬운 컬러링북

추억을 말하고 기억을 색칠하는

열두 달 **그리운 풍경**

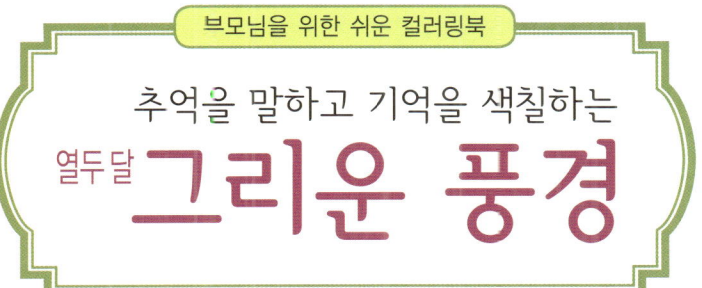

시니어인지능력개발원 구성 / 장인한 그림

강희택 교수 추천

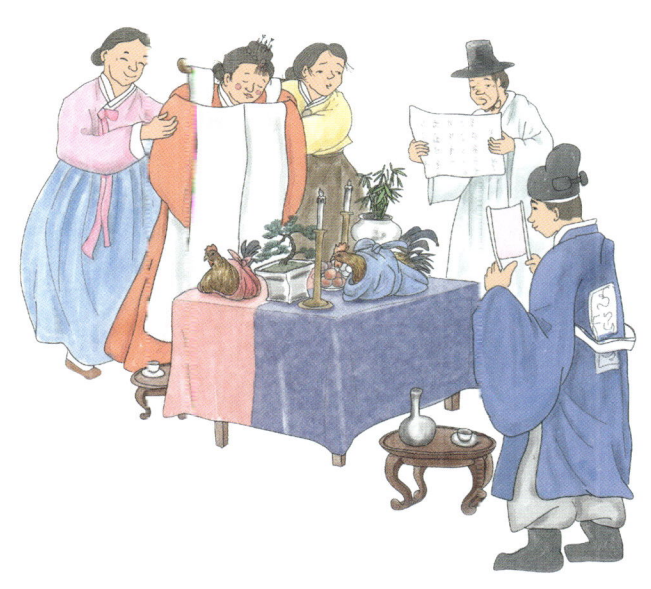

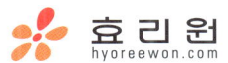

들어가는 글

자연의 리듬을 따랐던
열두 달 그리운 풍경

현대화의 물결이 밀려오기 전까지, 우리네 삶은 오랫동안 계절의 변화를 따랐습니다. 하늘과 땅이 변화하는 자연의 리듬에 맞춰 씨를 뿌리고, 밭을 매고, 추수를 했지요. 태양의 위치에 따라 하늘의 빛깔과 높이가 다른 만큼 땅 위의 풍경도 달라졌지요.

이제는 농사짓는 사람도 줄어들고 계절에 따른 세시풍속이나 놀이도 사라지고 있지만, 우리의 기억 속에는 여전히 당시의 일상이 그리운 추억으로 남아 있습니다.

『부모님을 위한 쉬운 컬러링북_열두 달 그리운 풍경』을 색칠하면서 지금과는 사뭇 달랐던 당시의 풍경을 떠올리고 가족이나 친구들과 함께 이야기 나눠 보세요. 추억을 이야기하는 것만으로도 무료했던 일상에 활기가 더해질 것입니다. 즐거운 마음을 회복하면, 생각하는 힘이 길러져 기억력도 강화됩니다!

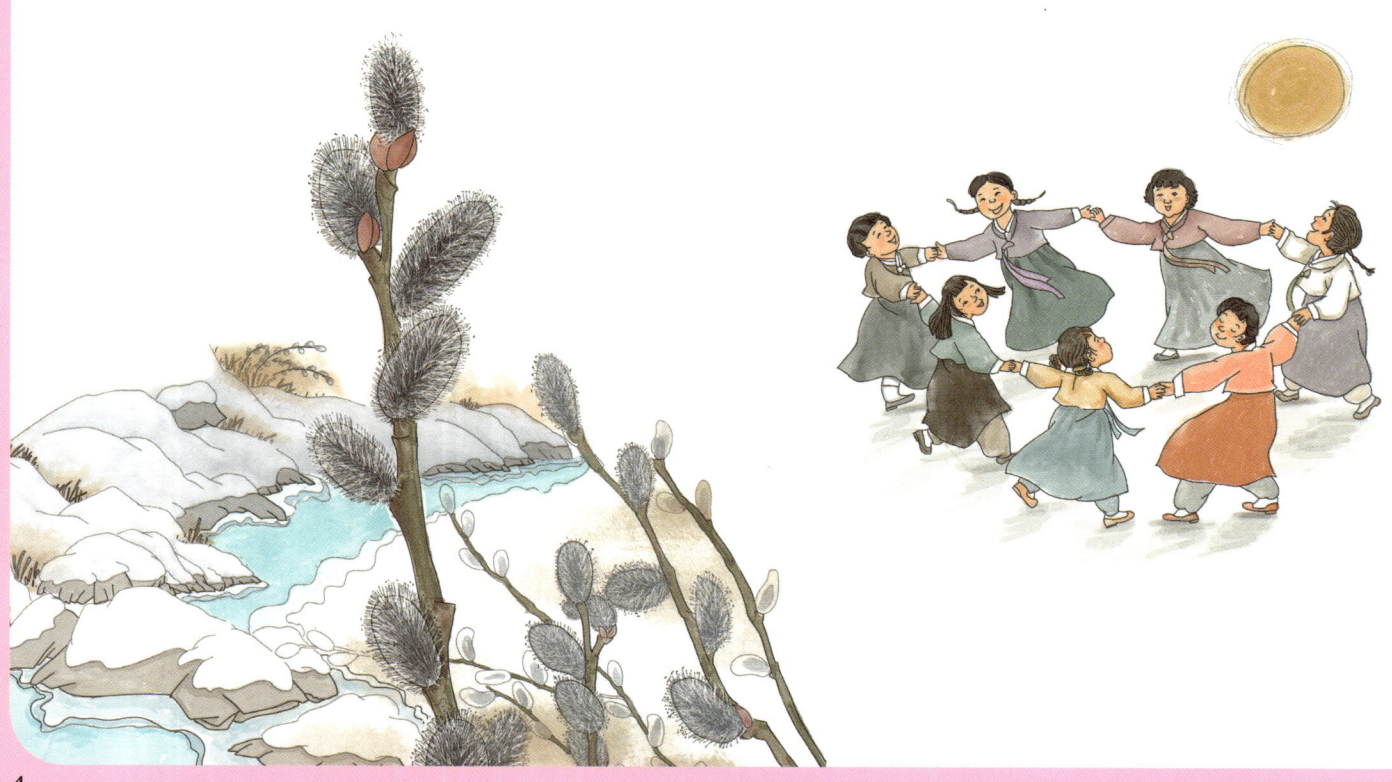

이 책의 색칠 방법

무엇으로 색칠할까요?

보통 색칠할 때는 색연필, 물감, 파스텔 같은 재료를 사용합니다. 이 책은 물감을 이용한 수채화 그림이지만, 수채화가 아니더라도 괜찮습니다. 재료의 특성에 따라 자신이 원하는 재료를 선택하여 색칠하면 됩니다.

- 색연필은 연필처럼 잡고 그릴 수 있어 쉽고 간편하게 색칠할 수 있어요.
- 물감은 물을 섞어서 붓으로 색칠해요. 물로 밝기를 조절하기 때문에 밝은 느낌을 줍니다.
- 파스텔은 색 가루를 굳혀서 만든 크레용이에요. 손으로 문질러서 사용하면 은은하고 부드러운 느낌을 줘요.

어떻게 색칠할까요?

- 책의 왼쪽 편에 그리운 풍경이 그려져 있습니다. 글을 읽고 그림을 보면서 오래 전 추억을 떠올려 보세요.
- 책의 오른쪽 편 밑그림에 색칠합니다. 색깔은 제시된 그림과 똑같지 않아도 됩니다. 자신이 좋아하는 색으로 추억을 그려 나가세요.
- 넓은 부분을 먼저 칠하고 나서 좁은 부분과 작은 그림들을 칠합니다.
- 밝은 부분은 연하게, 어두운 부분은 진하게 칠해서 입체감을 살리면 더 재미있게 색칠할 수 있습니다.

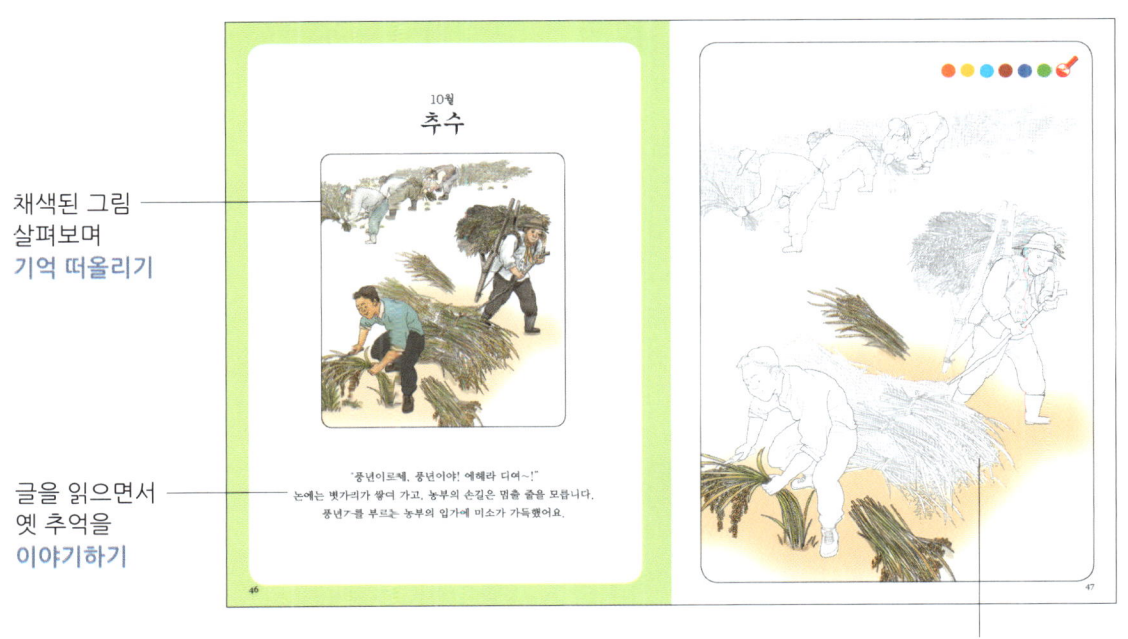

채색된 그림 살펴보며
기억 떠올리기

글을 읽으면서 옛 추억을
이야기하기

밑그림에 자유롭게 색칠하며
추억에 잠기기

차례

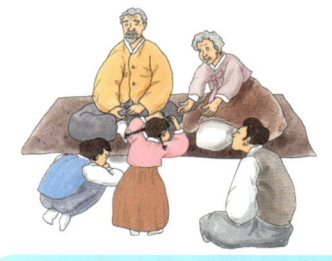
1월 설날 • 8

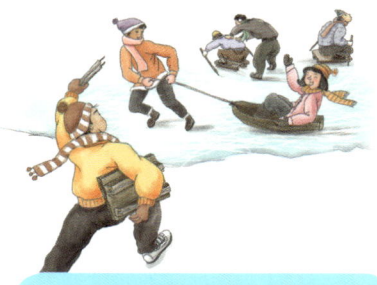
1월 긴 겨울! • 10

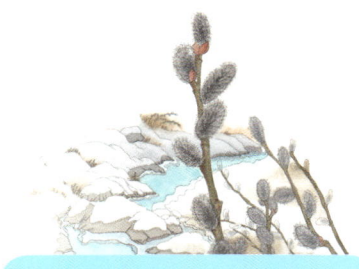
2월 봄소식 • 12

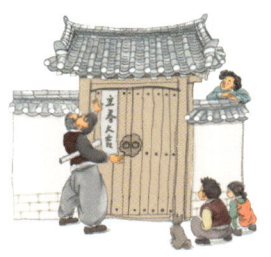
2월 입춘대길 • 14

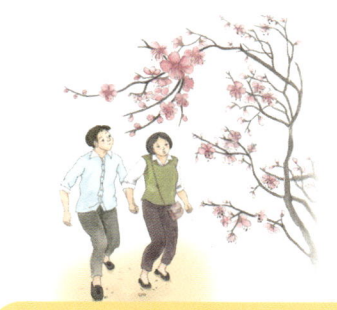
3월 반가운 매화! • 16

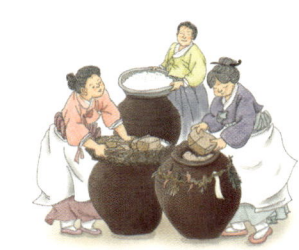
3월 장 담그기 • 18

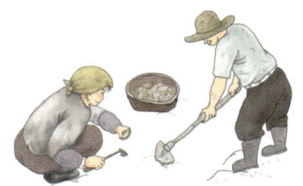
4월 씨뿌리기 • 20

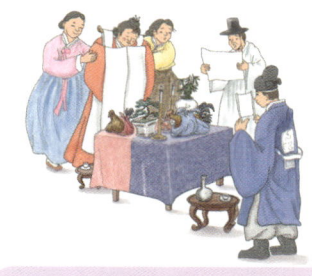
4월 혼례식 • 22

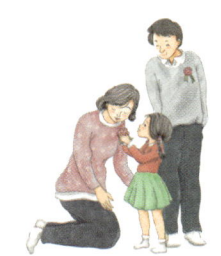
5월 어버이날 • 24

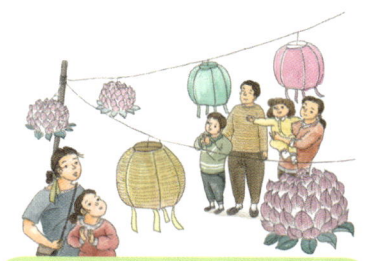
5월 초파일 • 26

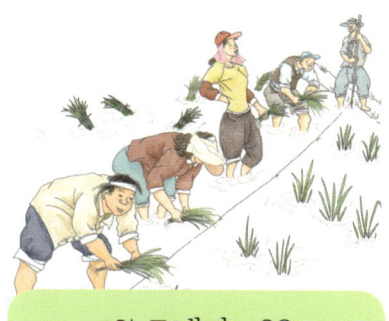
6월 모내기 • 28

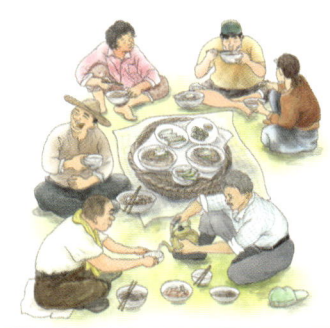
6월 새참 • 30

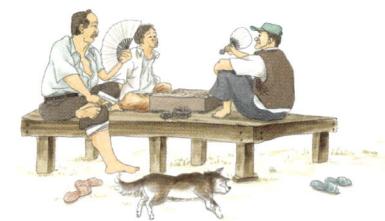
7월 찌는 무더위! • 32

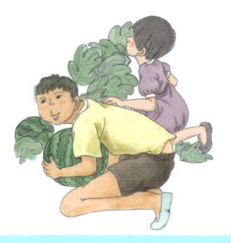
7월 수박 서리 • 34

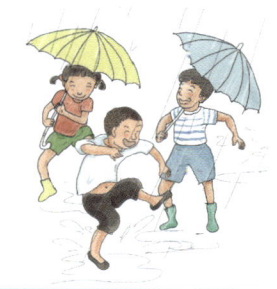
8월 지루한 장마! • 36

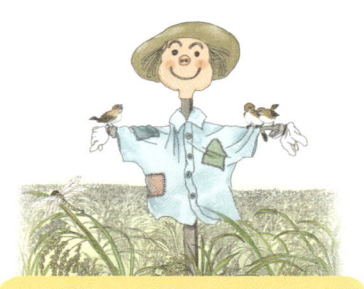
8월 여름 들판 • 38

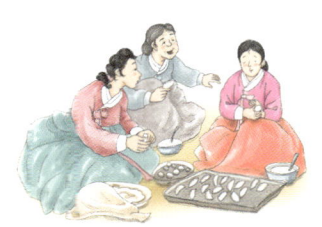
9월 한가위 • 40

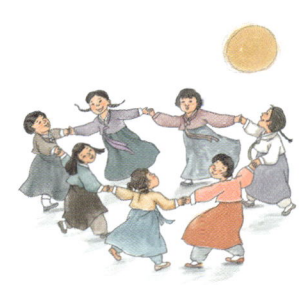
9월 강강술래 • 42

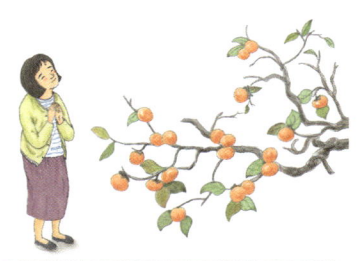
10월 단풍 • 44

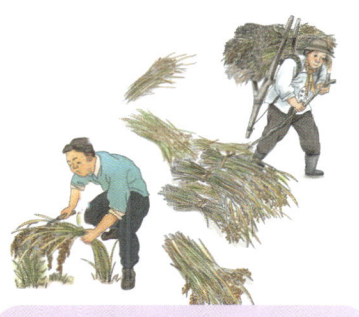
10월 추수 • 46

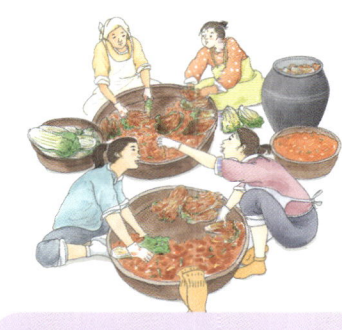
11월 김장 • 48

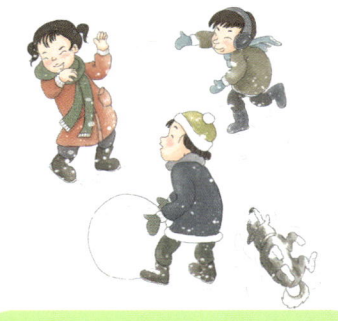
11월 첫눈 • 50

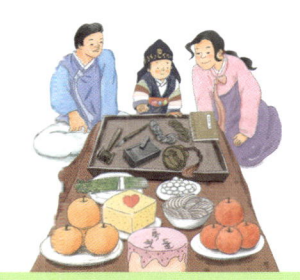
12월 돌잡이 • 52

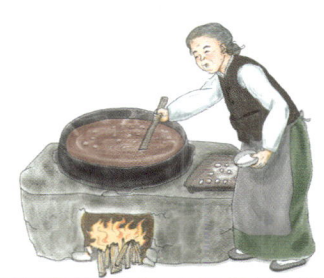
12월 동지 • 54

1월
설날

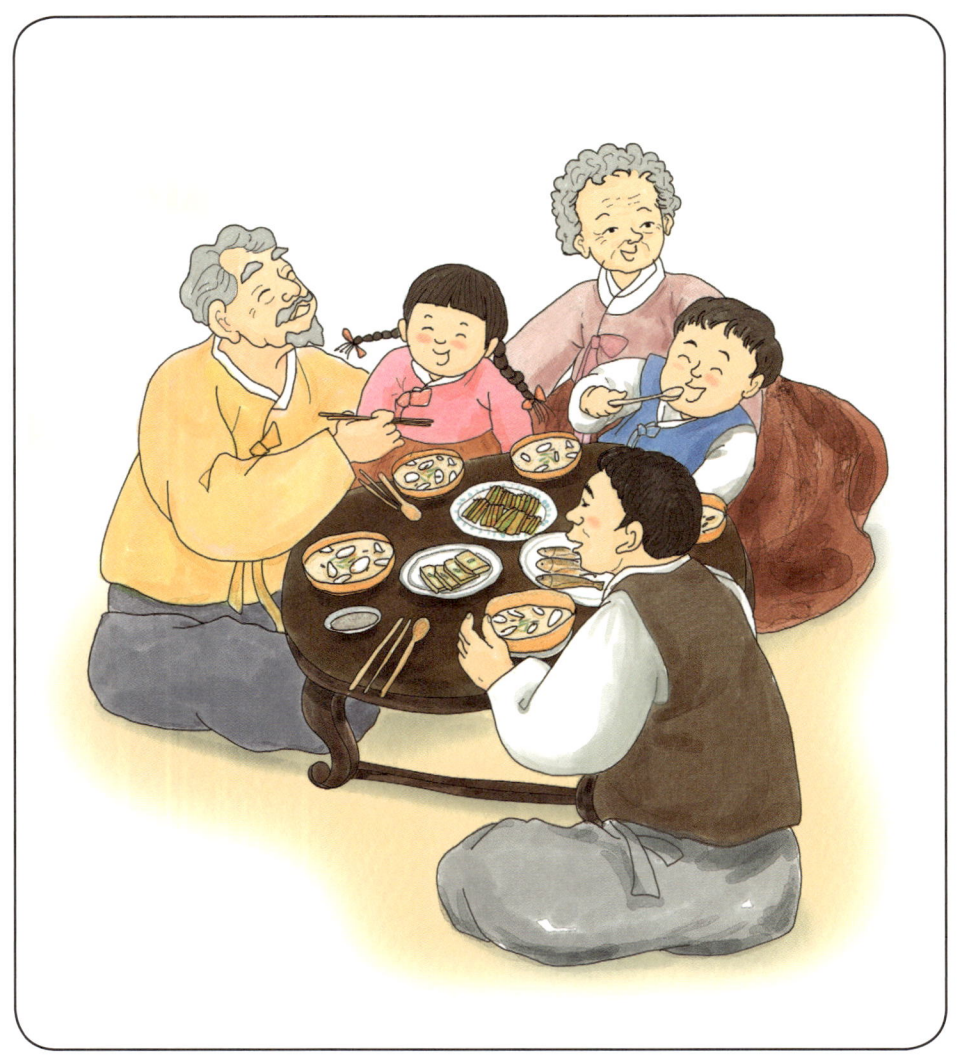

설날 아침, 곱게 한복 입고 세배하고서 밥상에 둘러앉아요.
"떡국을 먹어야 한 살 더 먹는 거란다."
빨리 어른이 되고 싶었던 나는 질세라 두 그릇을 먹어 치웠지요.

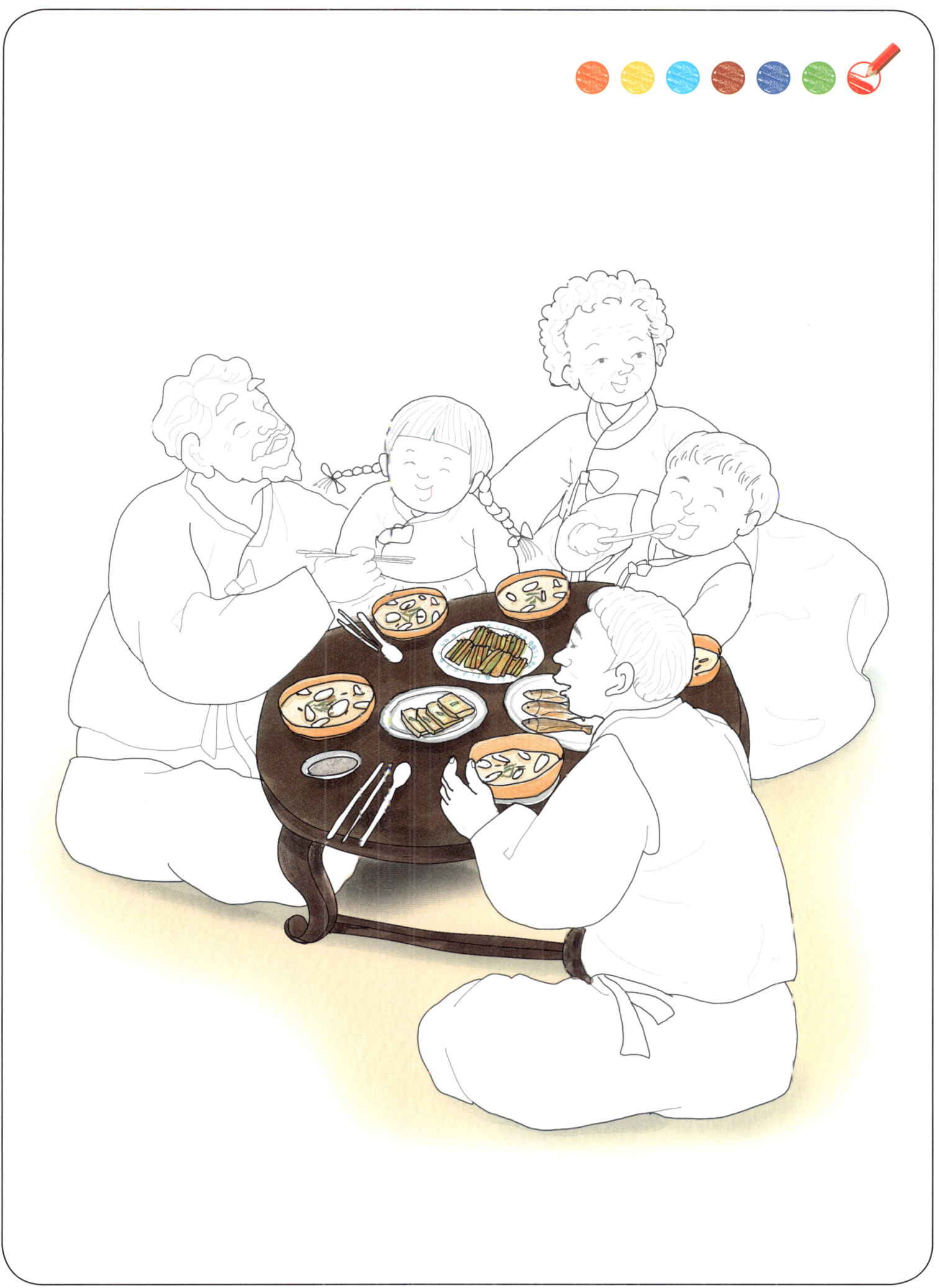

1월
긴 겨울!

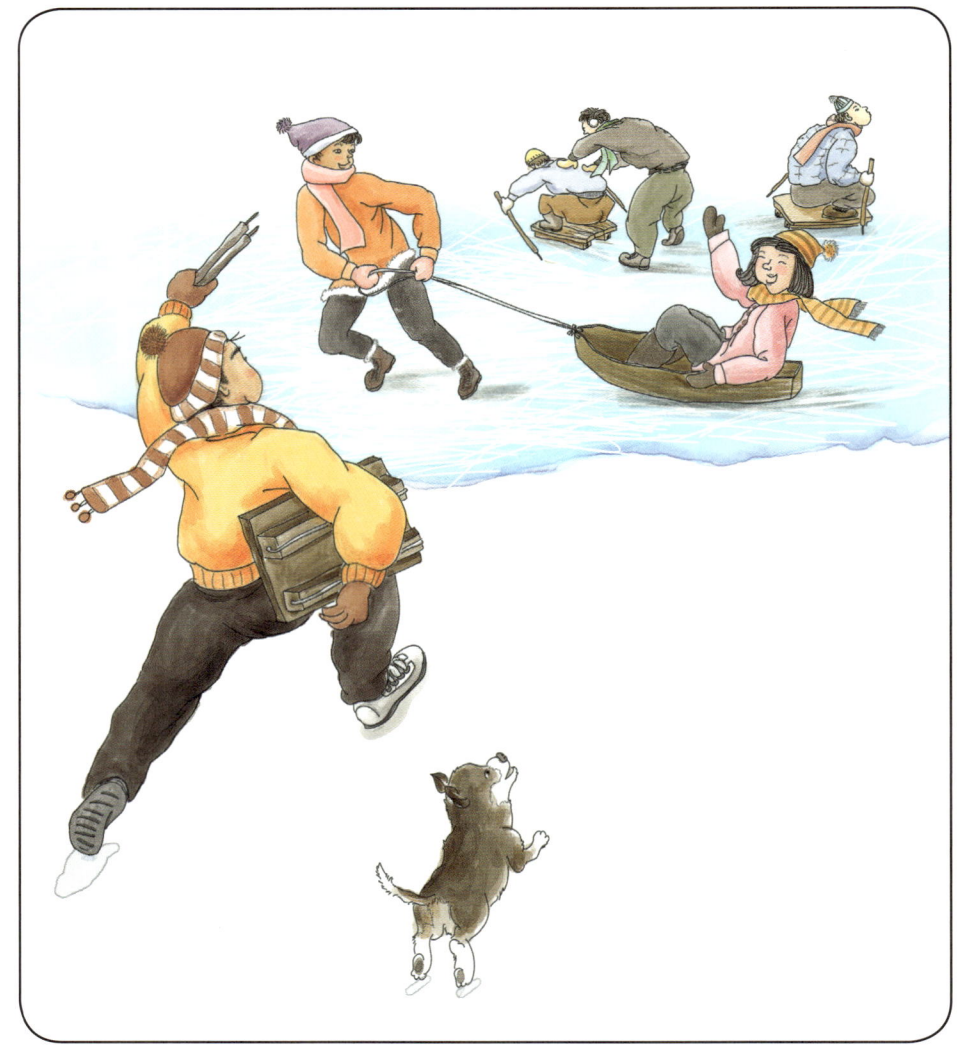

처마 밑에 길게 고드름이 달린 추운 겨울날,
옆구리에 썰매 끼고 꽁꽁 언 논으로 달려 나갑니다.
"야호! 달려, 달려!" 해가 지도록 들판이 들썩거렸지요.

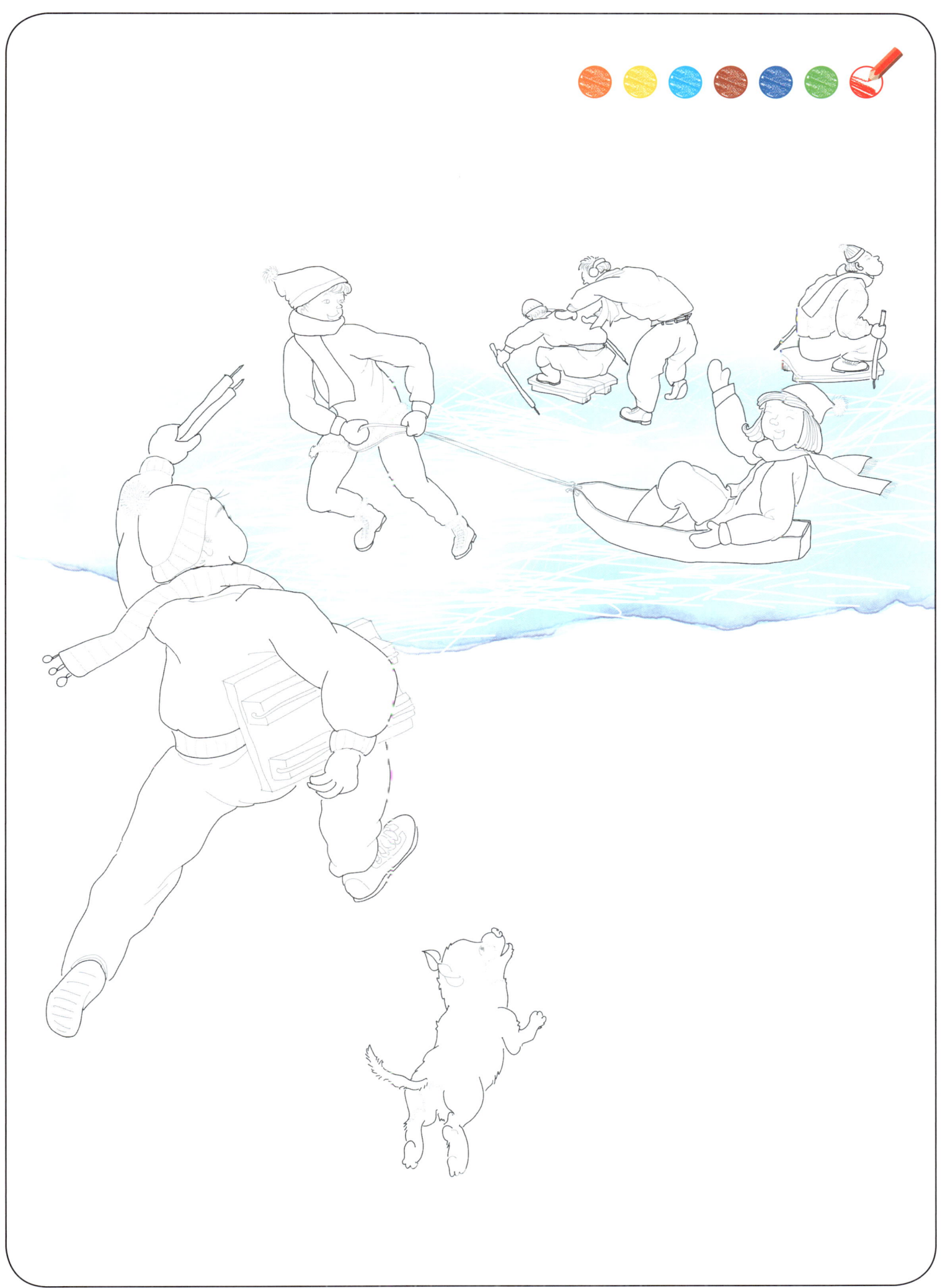

2월
봄소식

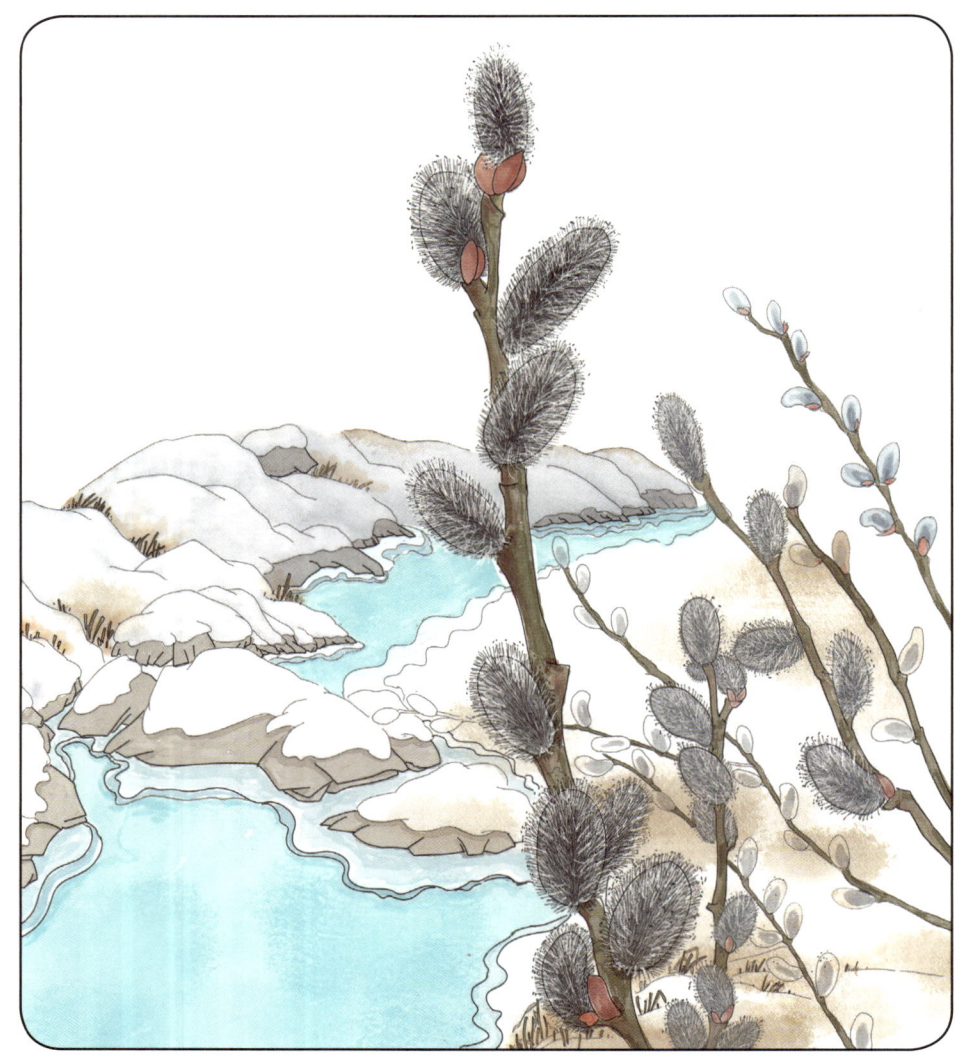

얼음장 밑으로 졸졸 물이 흐르면, 한겨울을 잘 이겨 낸
개울가 버드나무에 어느새 가지마다 꽃봉오리가 달렸어요.
"안녕, 버들강아지!"

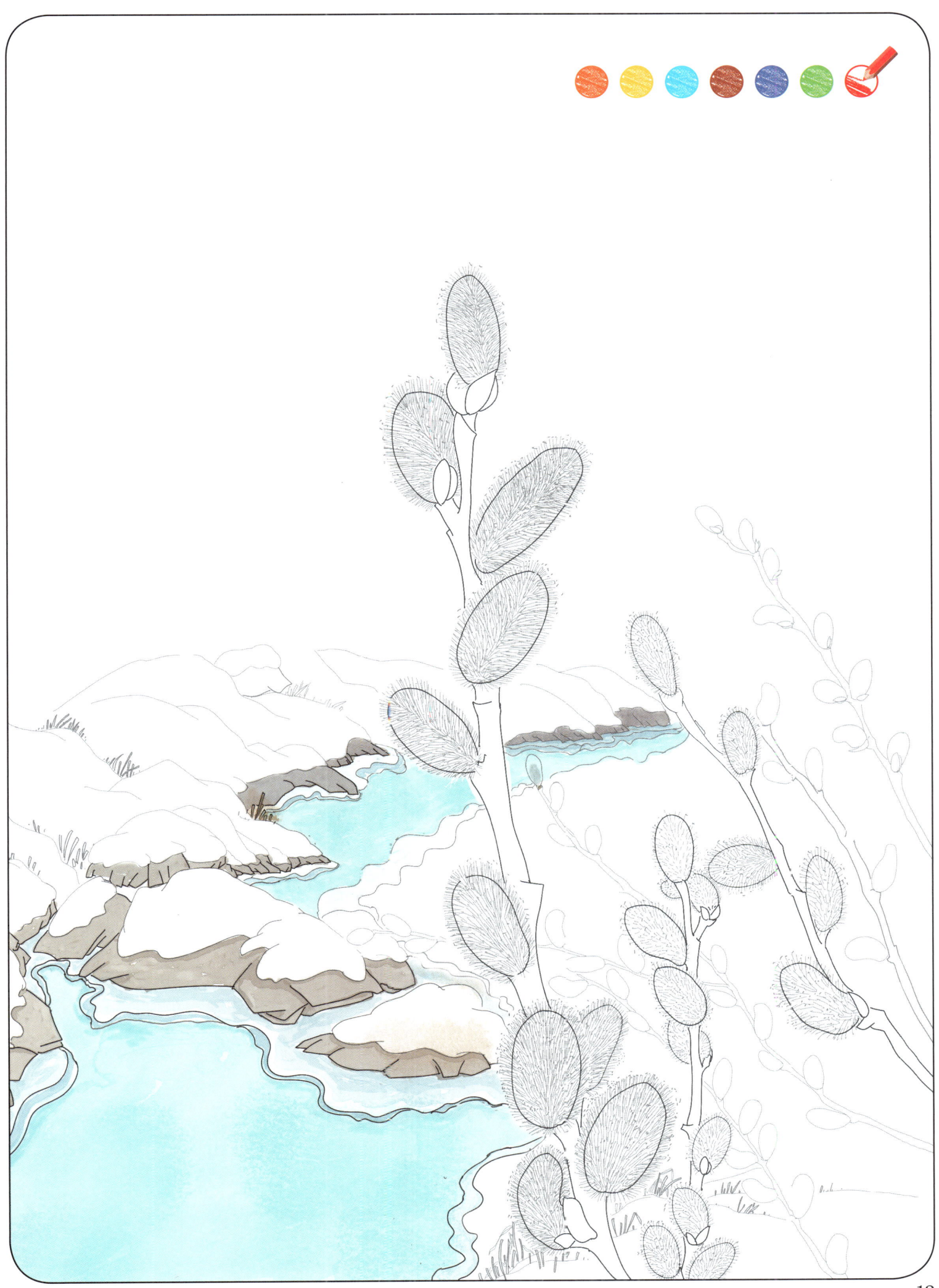

2월
입춘대길

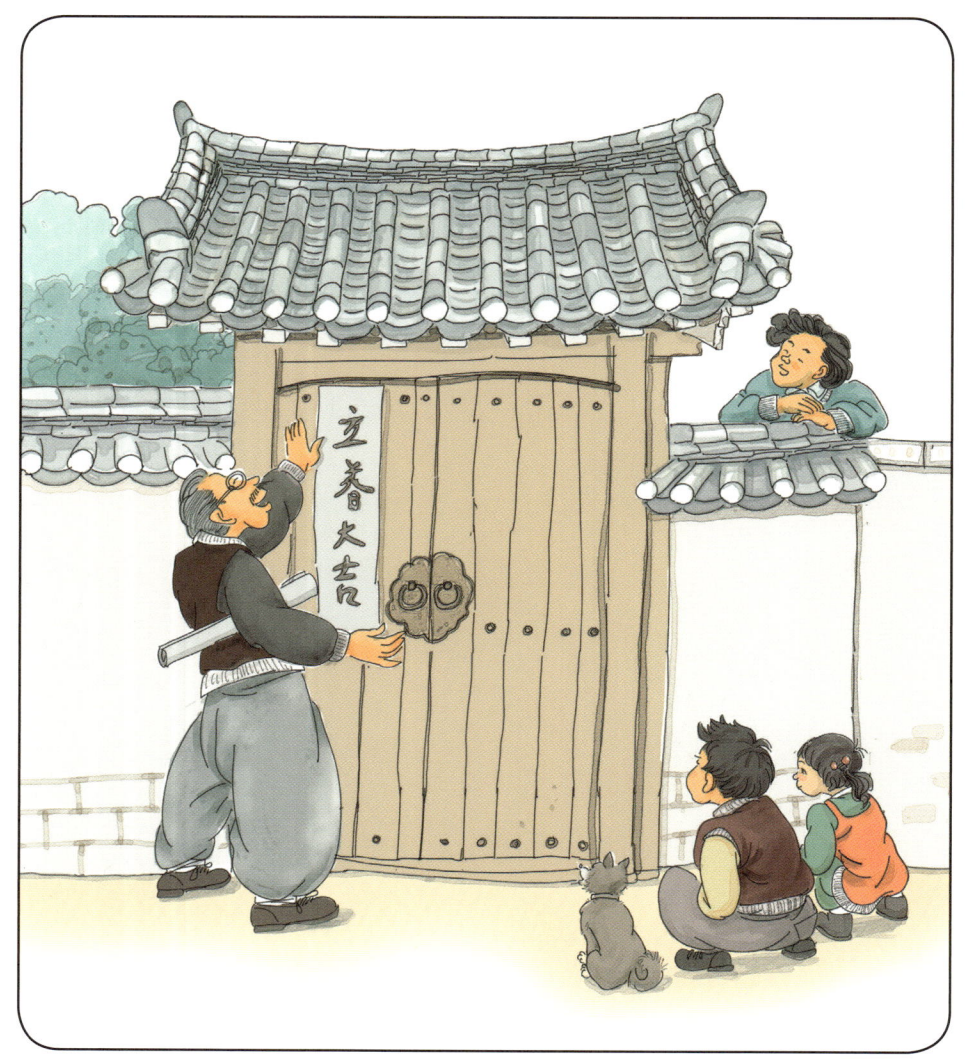

봄이 계절의 문턱을 넘는 입춘이 오면,
'새봄' 말만 들어도 괜스레 마음이 설레고 가슴이 뛰었지요.
봄을 맞이하여 집집마다 좋은 일이 가득하기를!

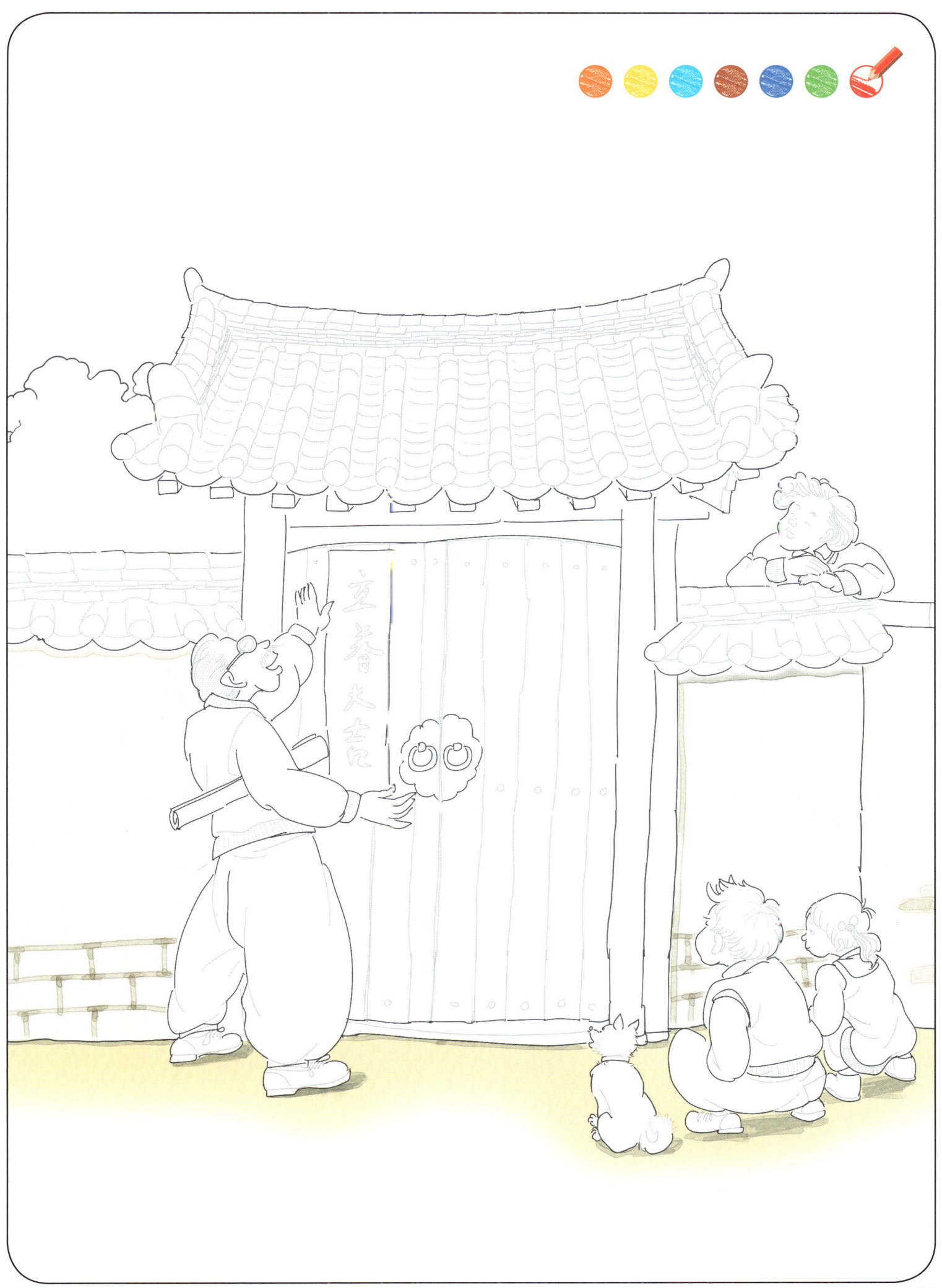

3월
반가운 매화!

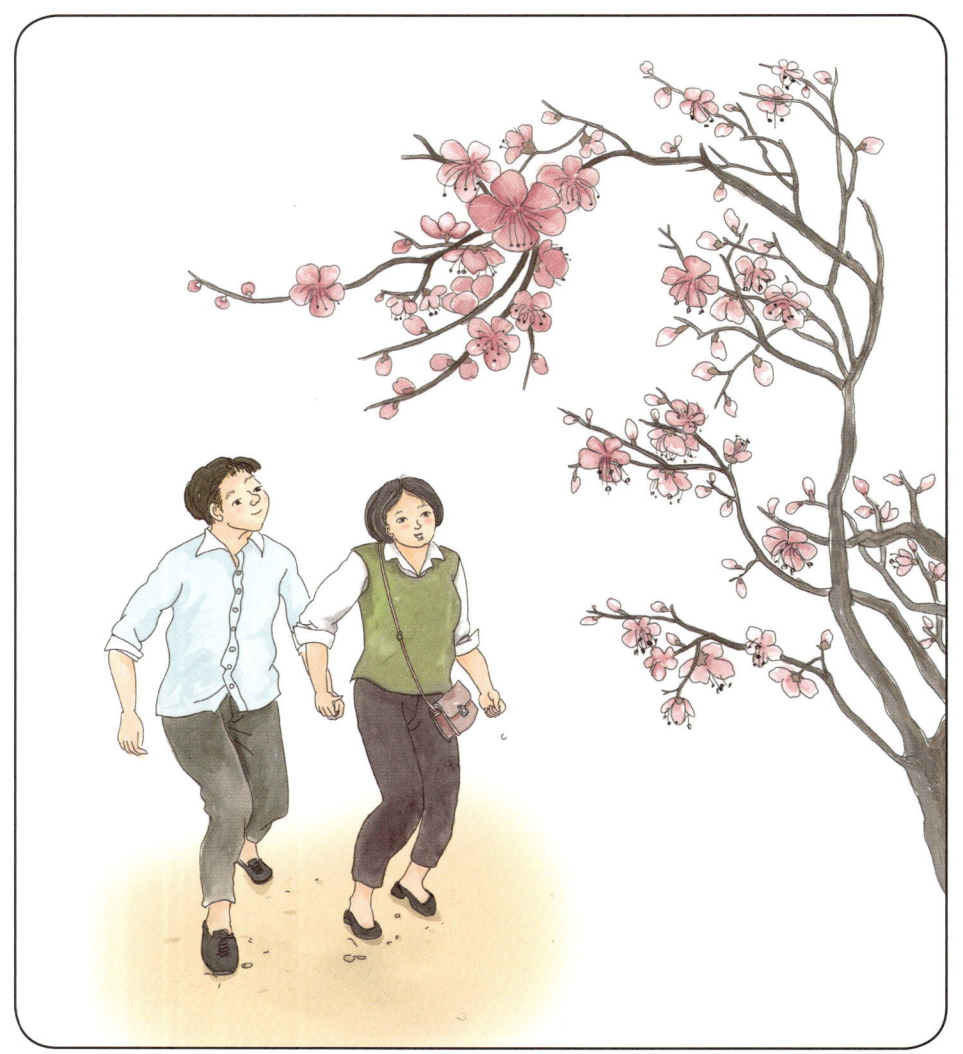

붉은색 꽃망울을 터뜨려 봄 인사를 건네는 매화!
흐드러지게 핀 매화나무 아래서 연인들은 야단이었지요.
"우아, 예쁘다! 드디어 봄이 오는구나!"

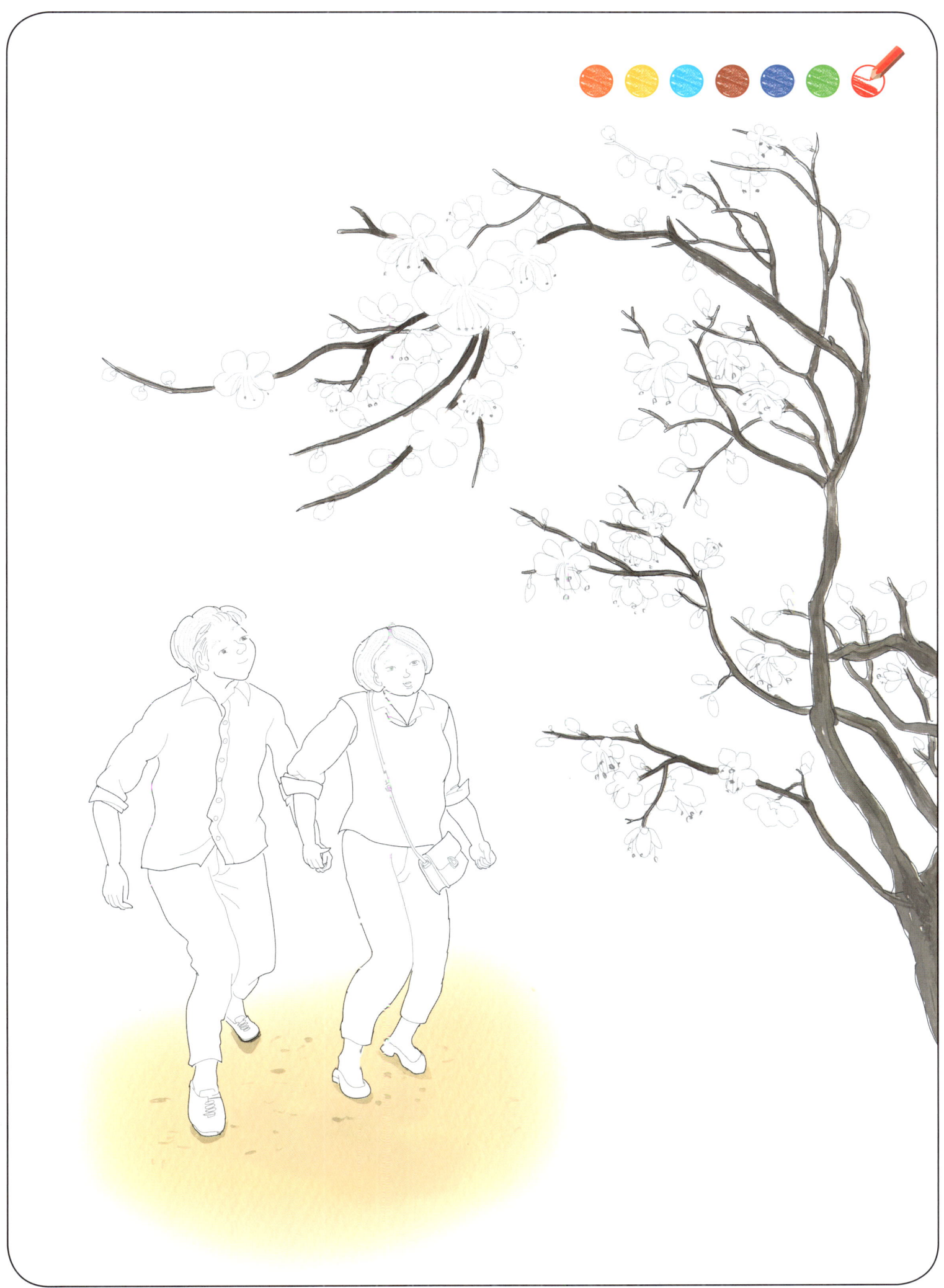

3월
장 담그기

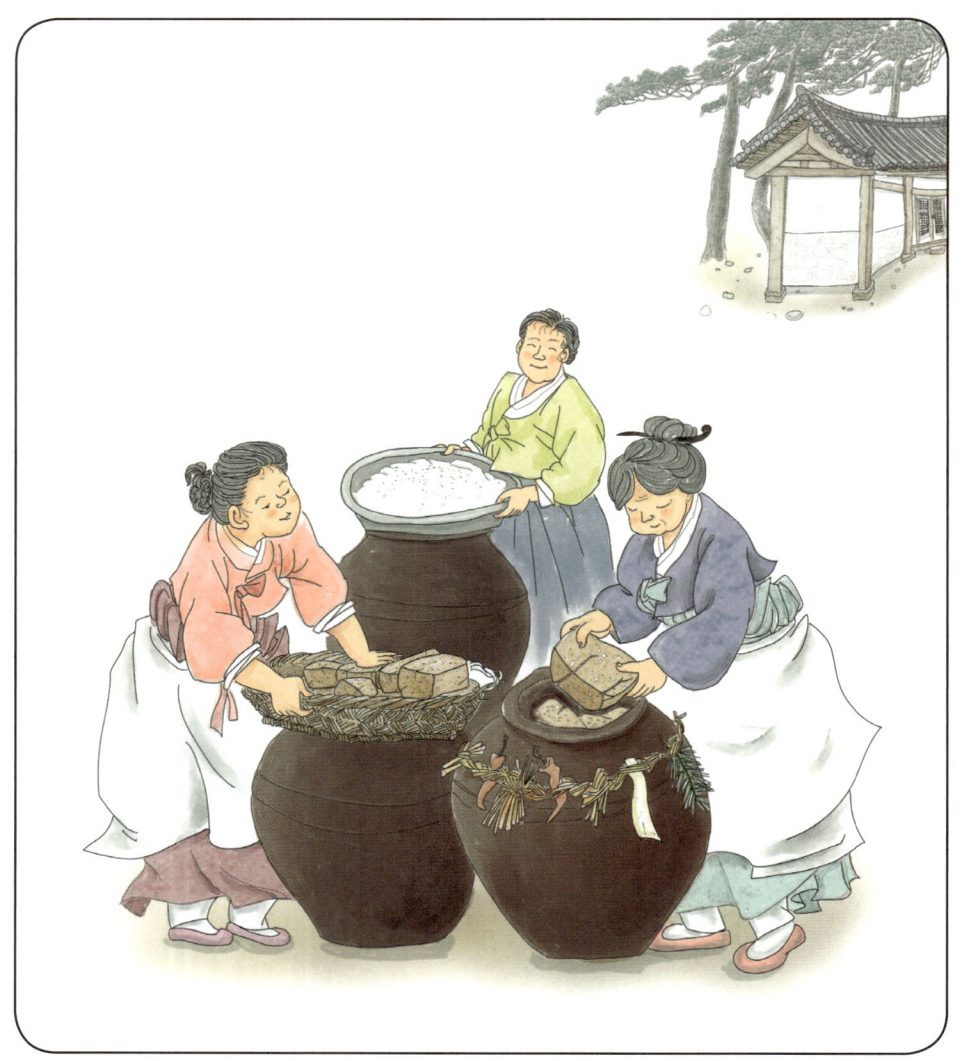

"장은 쨍한 초봄에 담는 것이 좋단다.
날 더워지면 곰팡이가 펴서 소금을 더 넣어야 하니까…."
어머니는 잘 띄운 메주로 정성스레 한 해 된장을 만드셨어요.

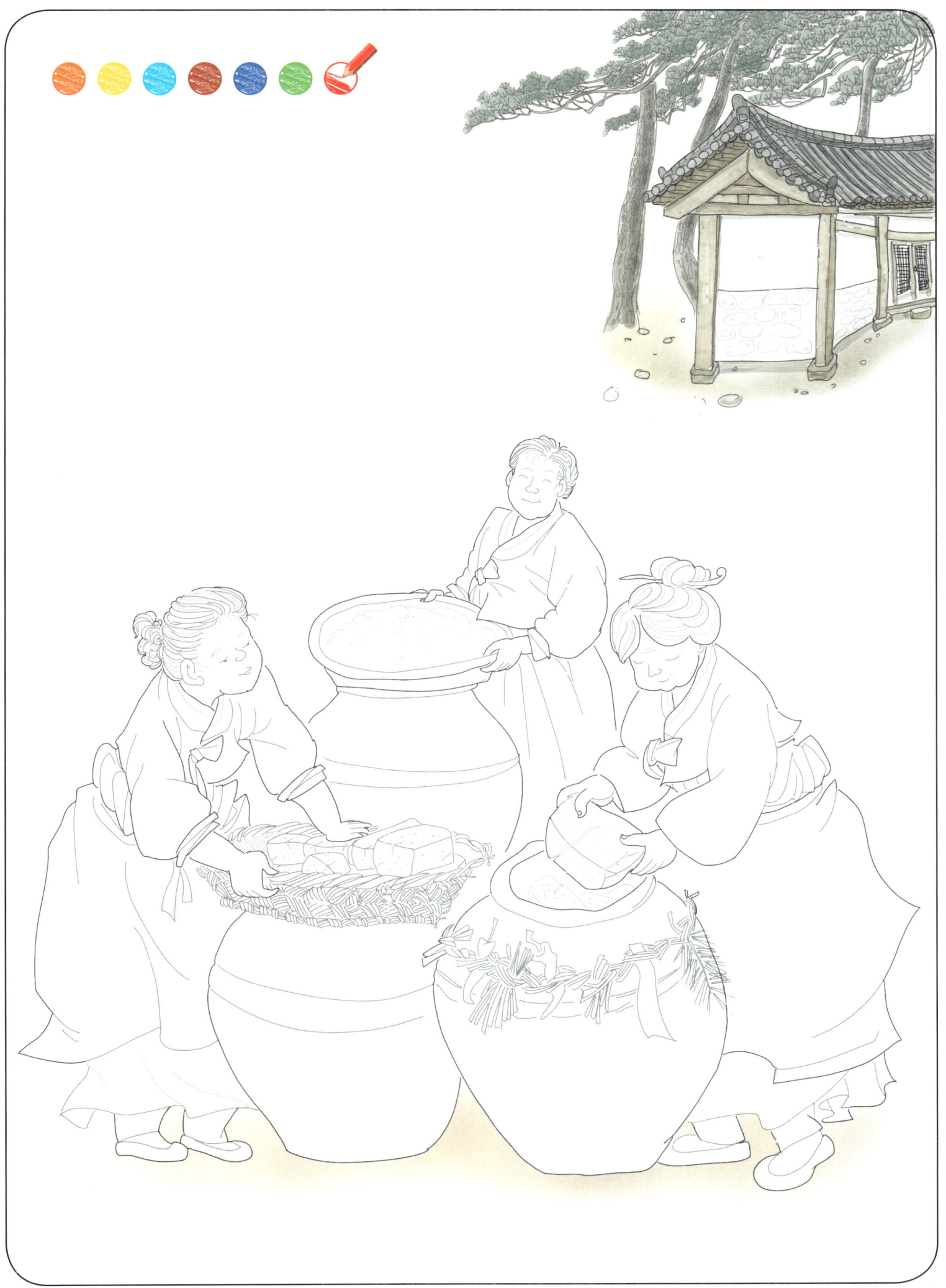

4월
씨뿌리기

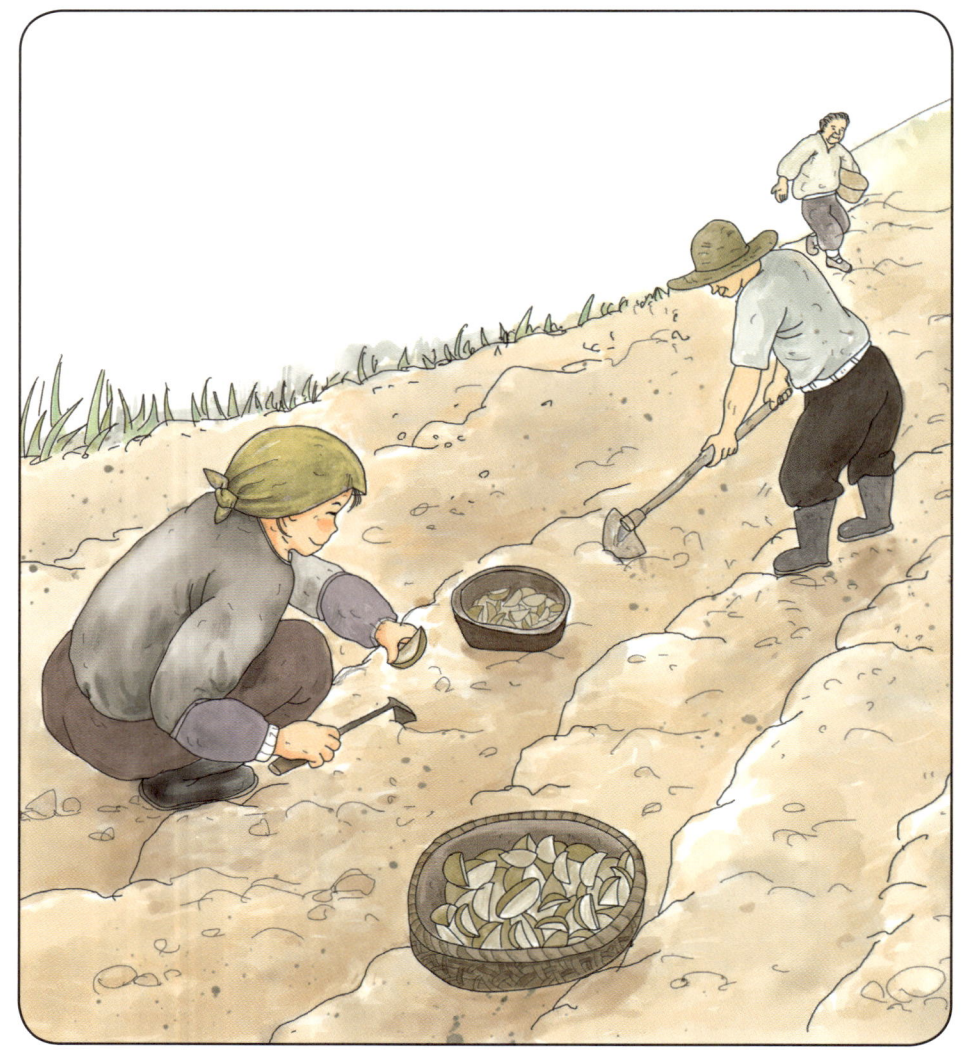

겨우내 잠자던 땅을 뒤엎고 포슬포슬해진 흙에 씨를 뿌립니다.
"상추, 쑥갓, 아욱 씨를 뿌리고…. 감자도 넉넉히 심으소~!"
오래지 않아 싹이 돋아나고 너른 밭은 초록빛으로 물들었지요.

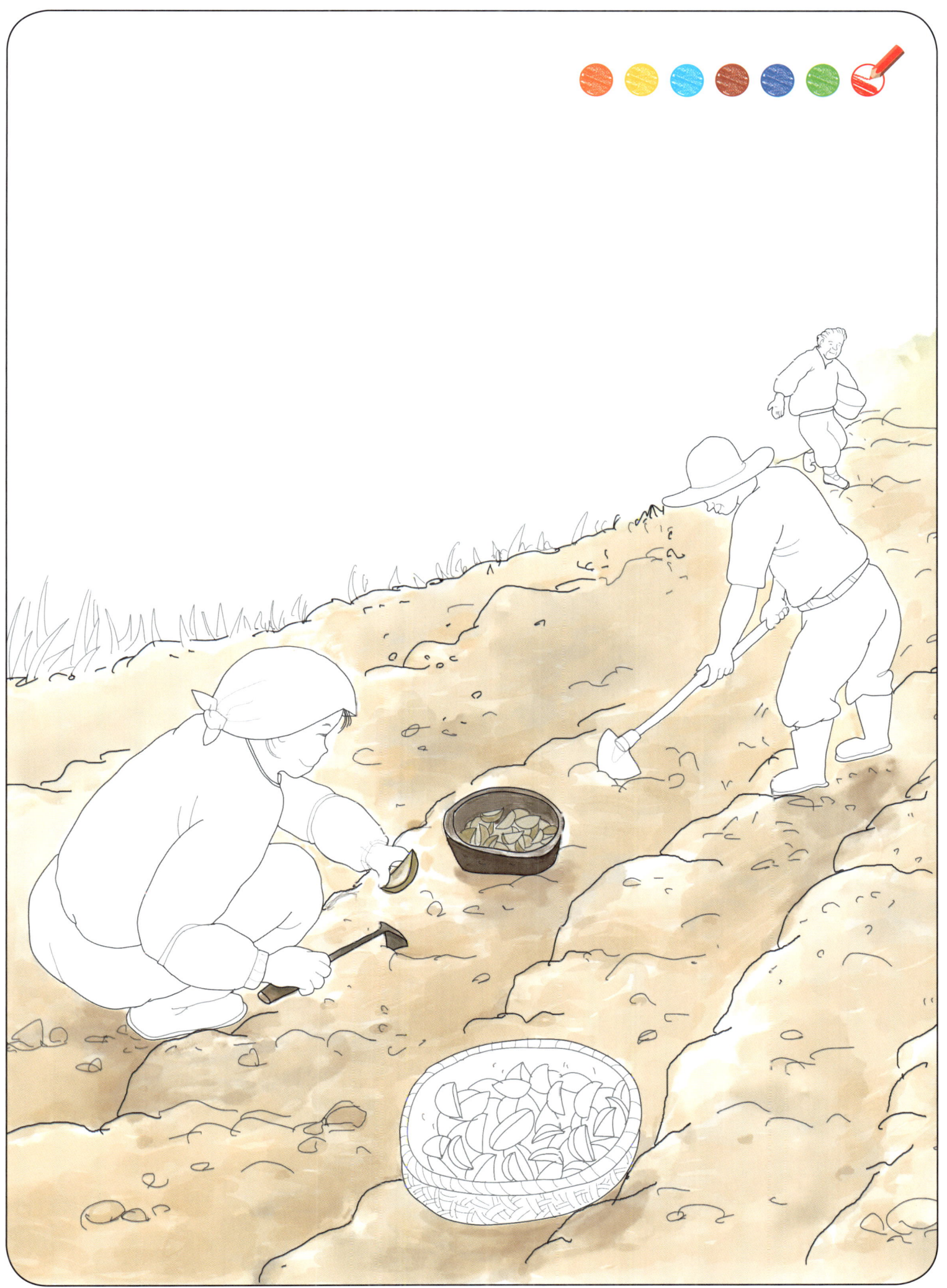

4월
혼례식

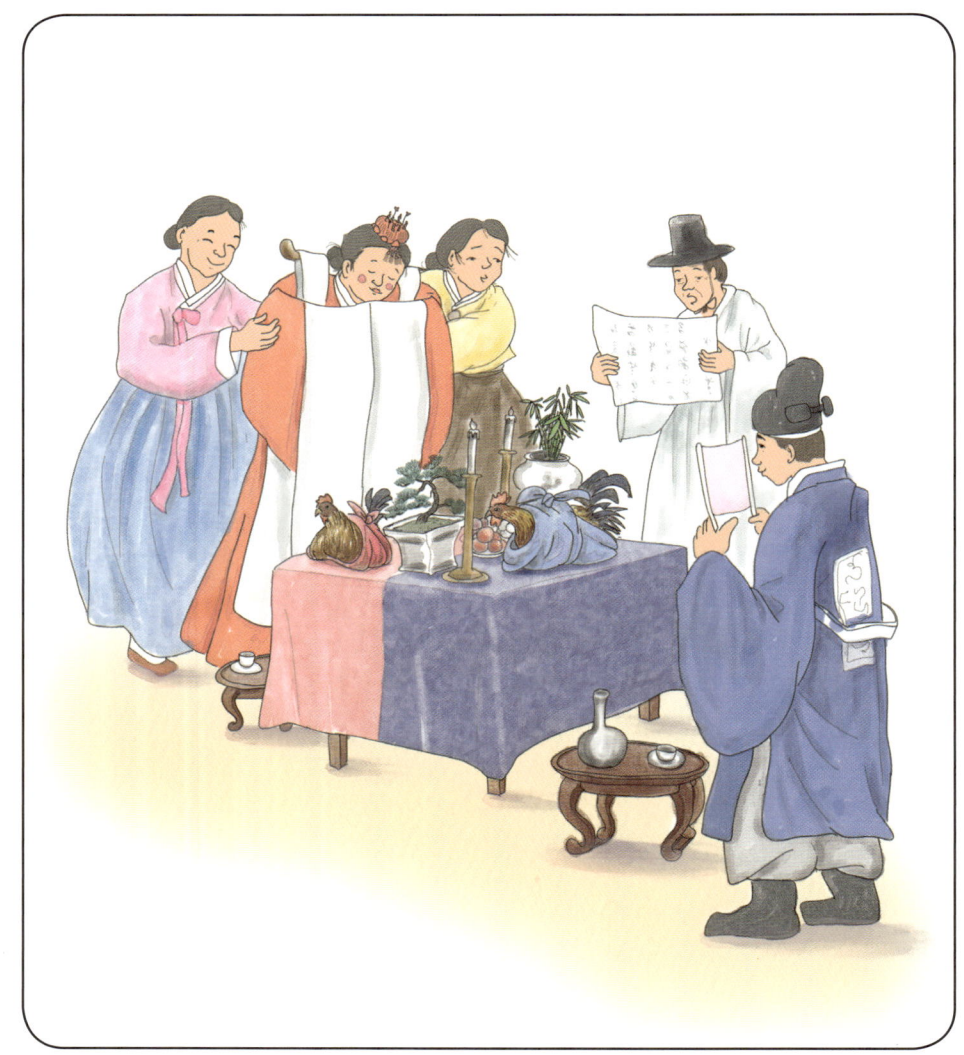

꽃 잔치가 한창일 때 마을에도 잔치가 열립니다.
연지곤지 찍고 족두리 쓰고 청실홍실 수놓은 원삼 입은,
곱디고운 신부를 보며 신랑은 연신 싱글벙글했지요.

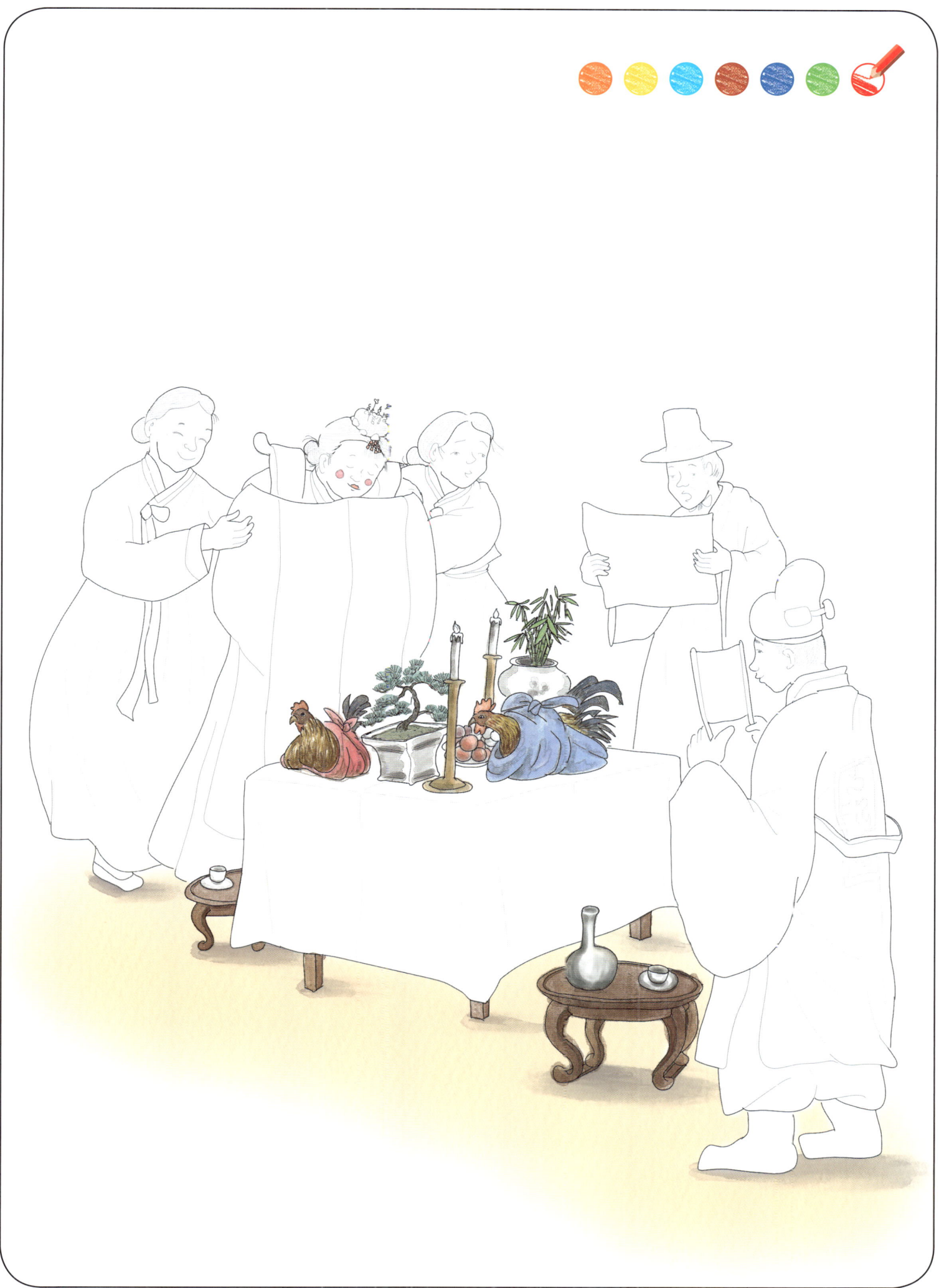

5월
어버이날

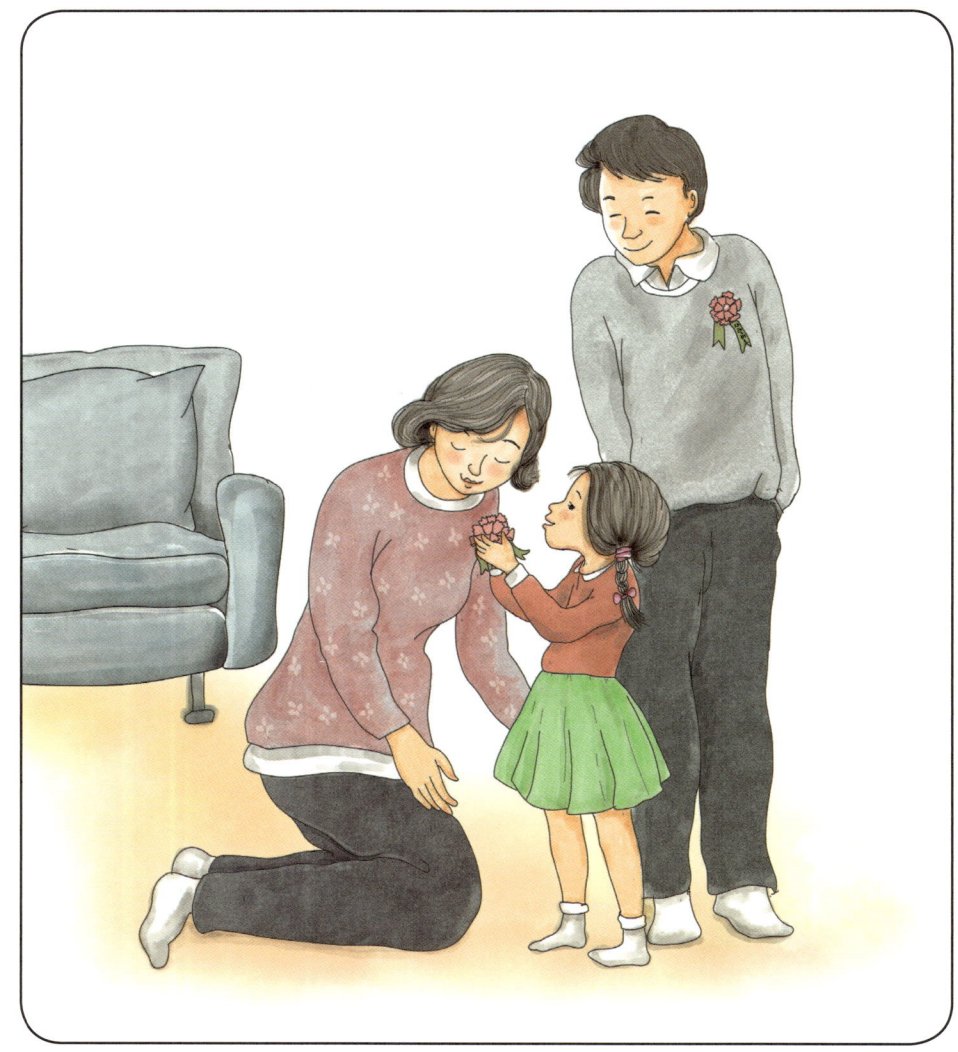

5월이면 학교에서 빨간 카네이션을 만들어 옵니다.
"낳아 주셔서 감사합니다!" "길러 주셔서 고맙습니다!"
초록색 리본에 삐뚤빼뚤 글자를 써서 가슴에 달아 주었지요.

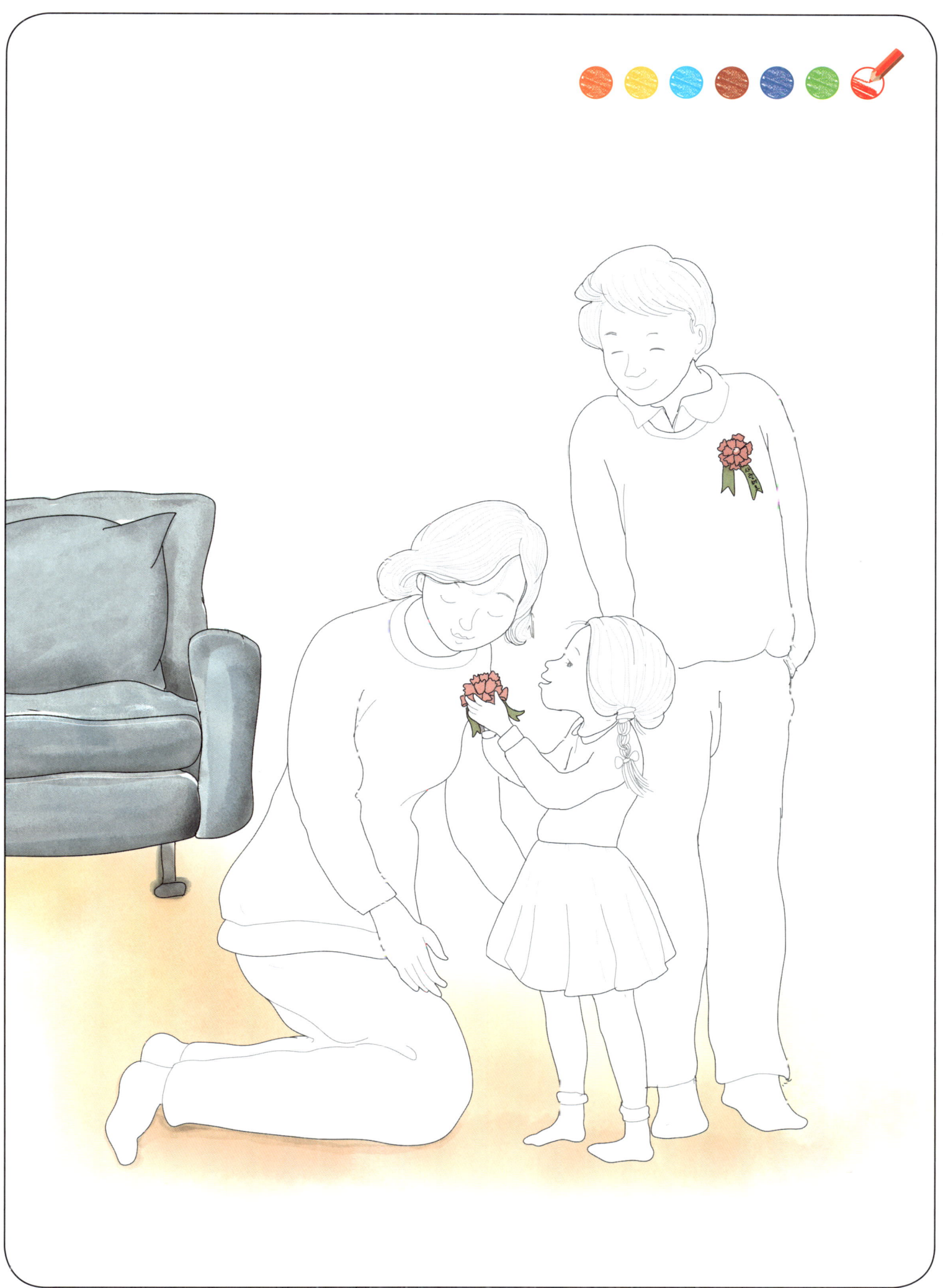

5월
초파일

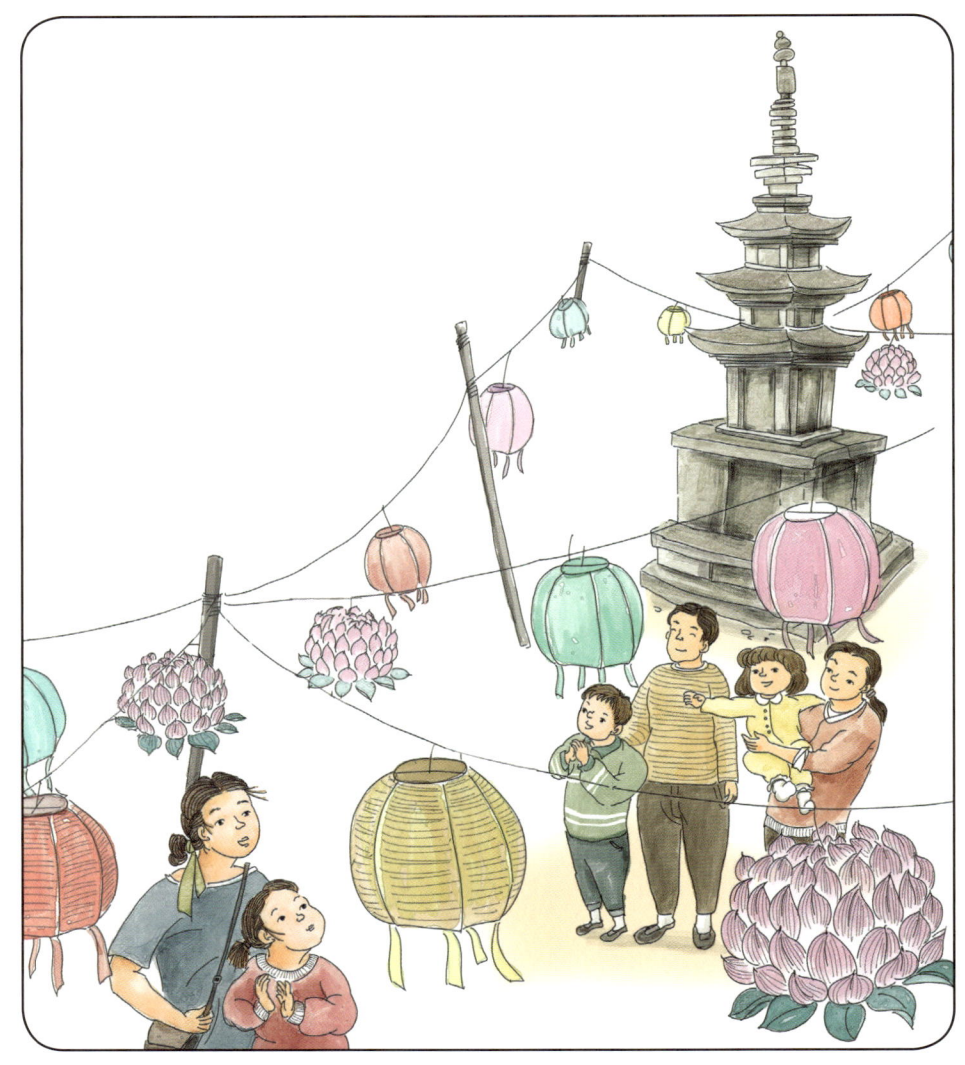

음력 4월 8일은 부처님 오신 날! 절 마당에 알록달록 연등이 달립니다.
절 앞을 오가다 불 켜진 연등만 보면 나도 모르게 빌었지요.
"제 소원이 모두 이루어지게 해 주세요."

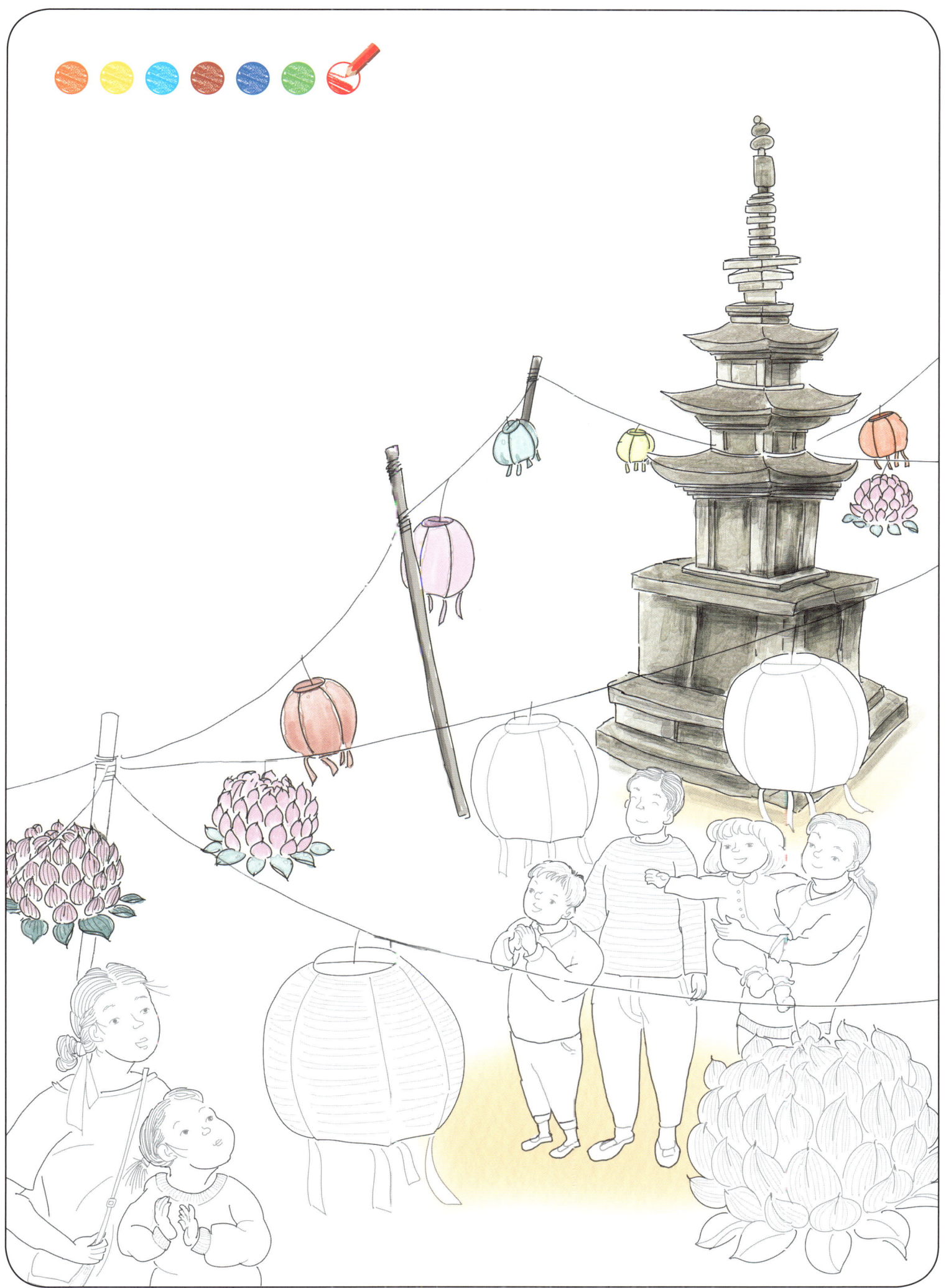

6월
모내기

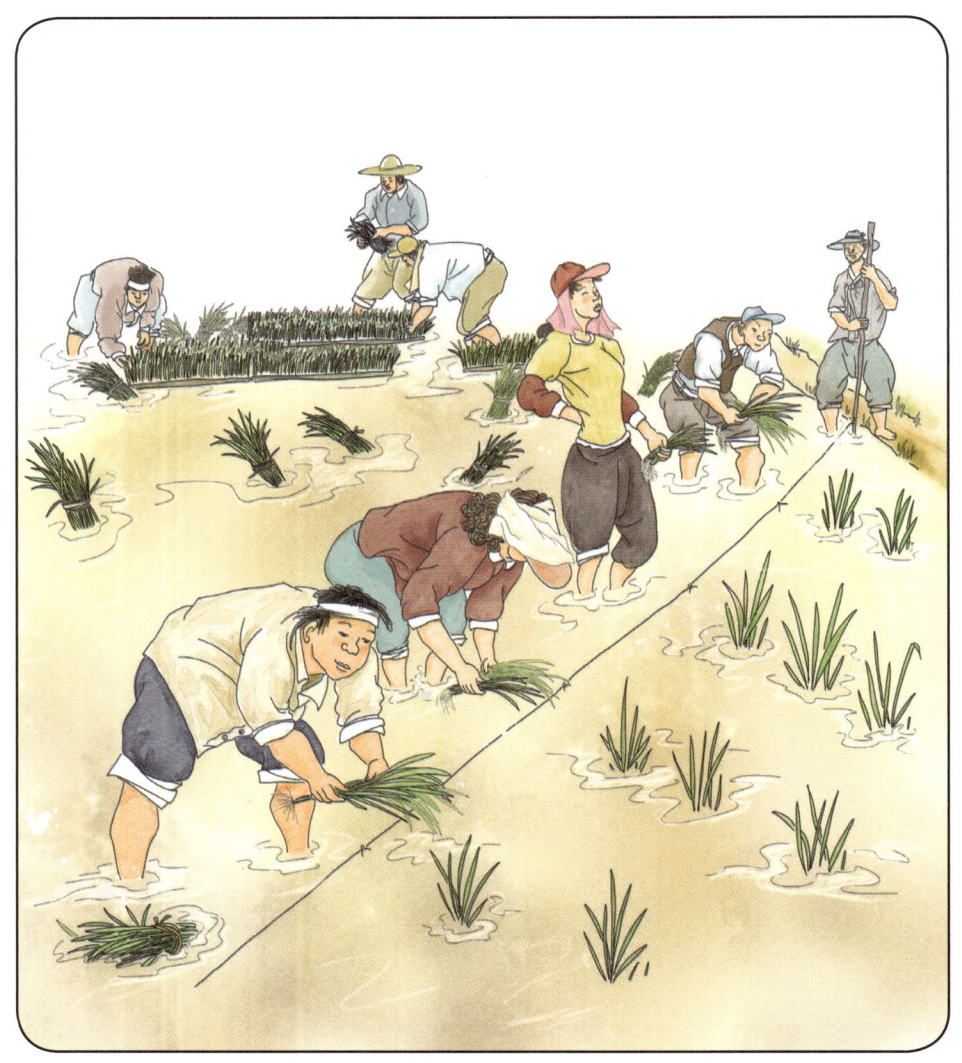

모내기 철에는 내 논 네 논 없이 서로 도와 함께 모를 심어요.
못줄에 맞춰 허리 펼 새 없이 모를 심는 일은 고되어도,
"새참이요, 새참!" 멀리서 들려오는 소리가 얼마나 반가웠던지요!

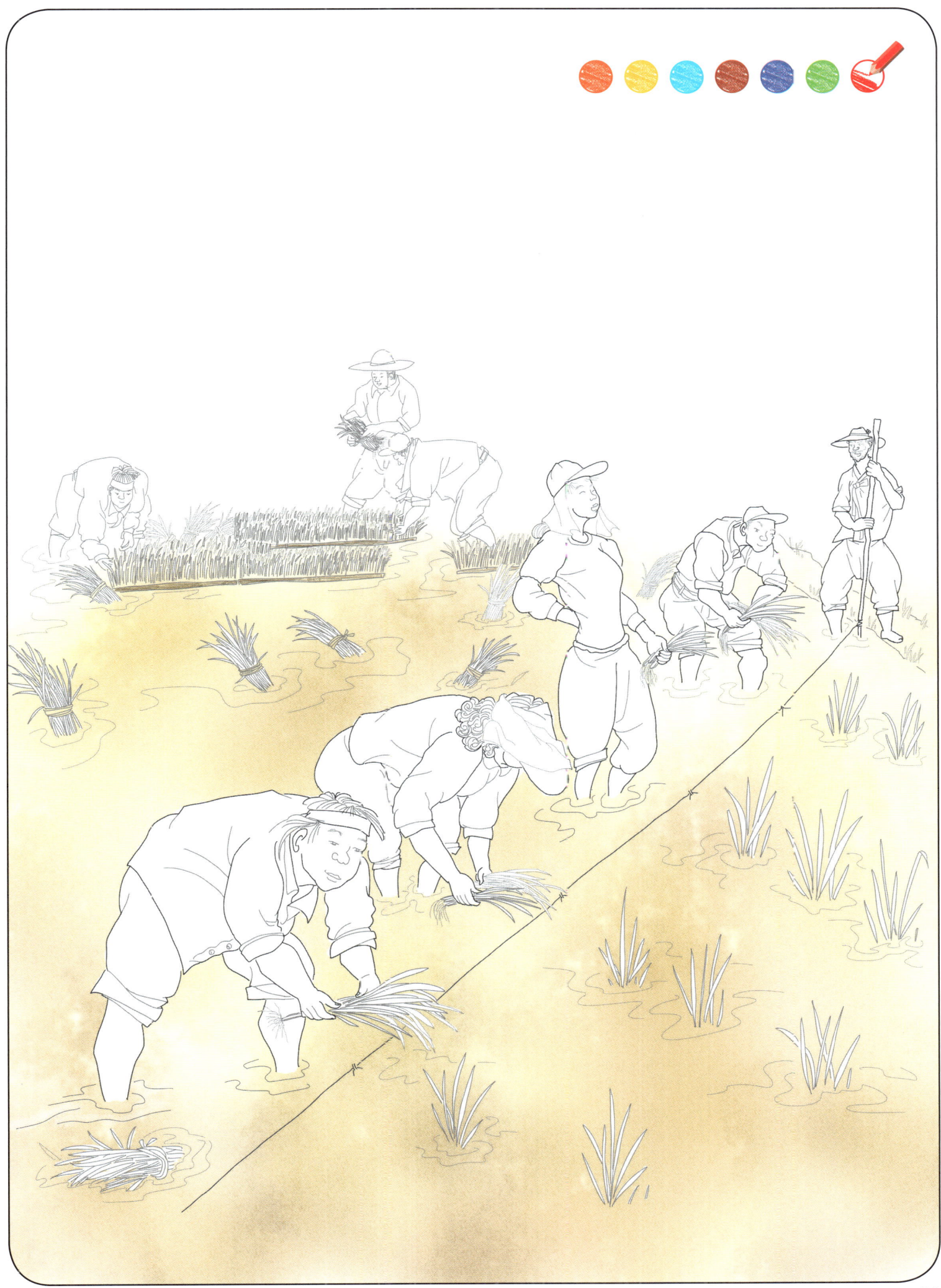

6월
새참

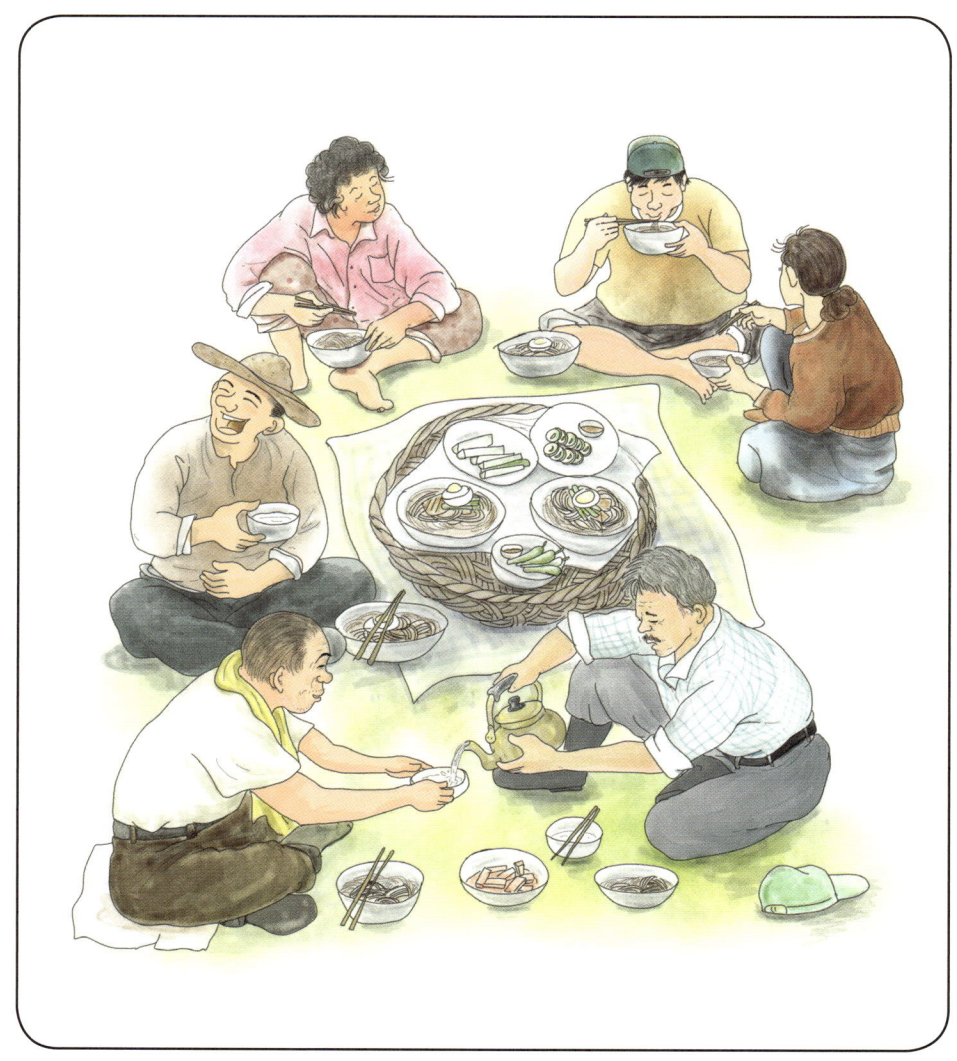

머리에 인 광주리를 내려놓기도 전에 주전자부터 받아 듭니다.
논두렁에 둘러앉아 주거니 받거니 막걸리 한 사발을 들이켜면,
"캬아, 달구나!" 절로 흥이 올랐어요.

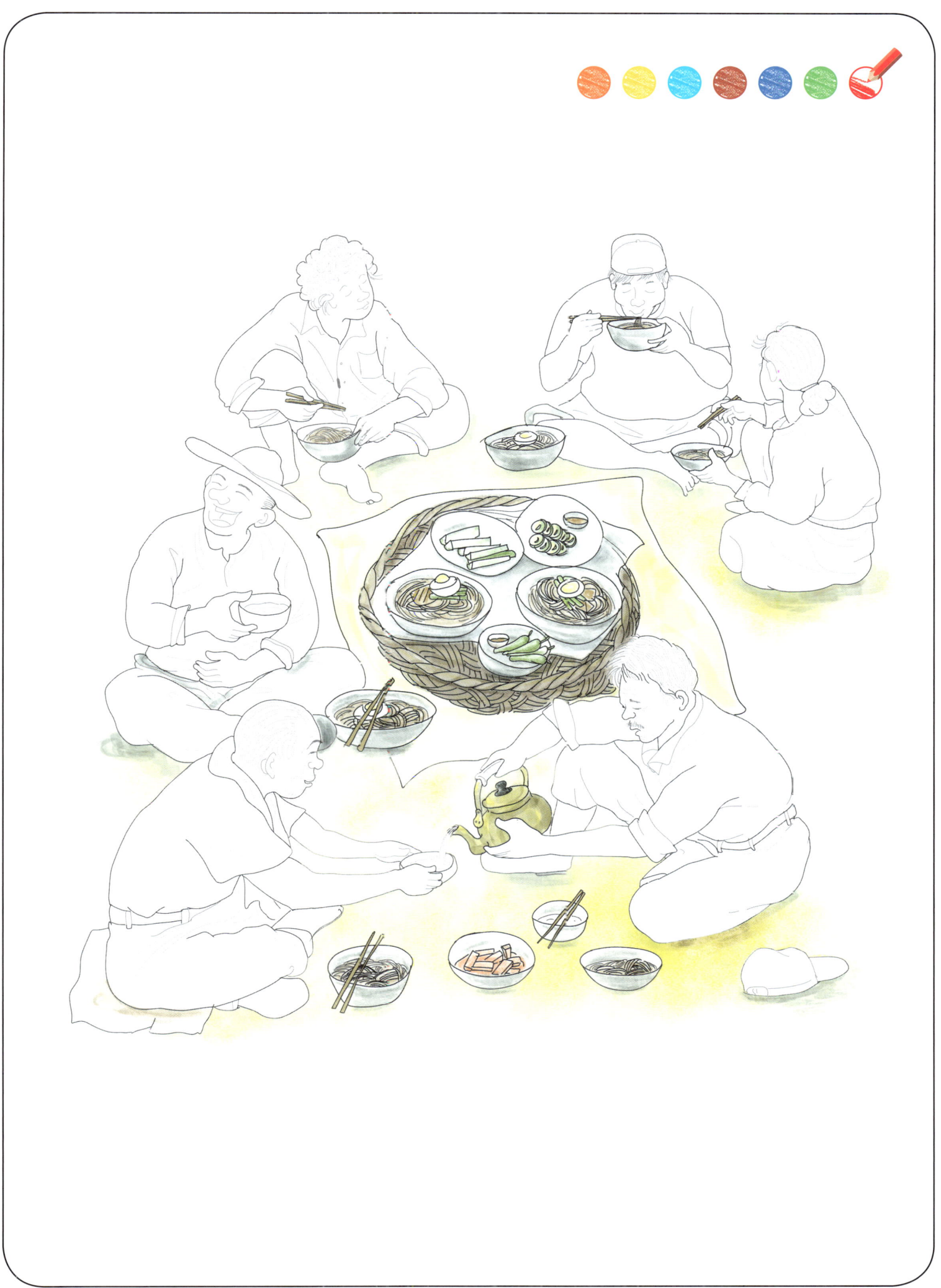

7월
찌는 무더위!

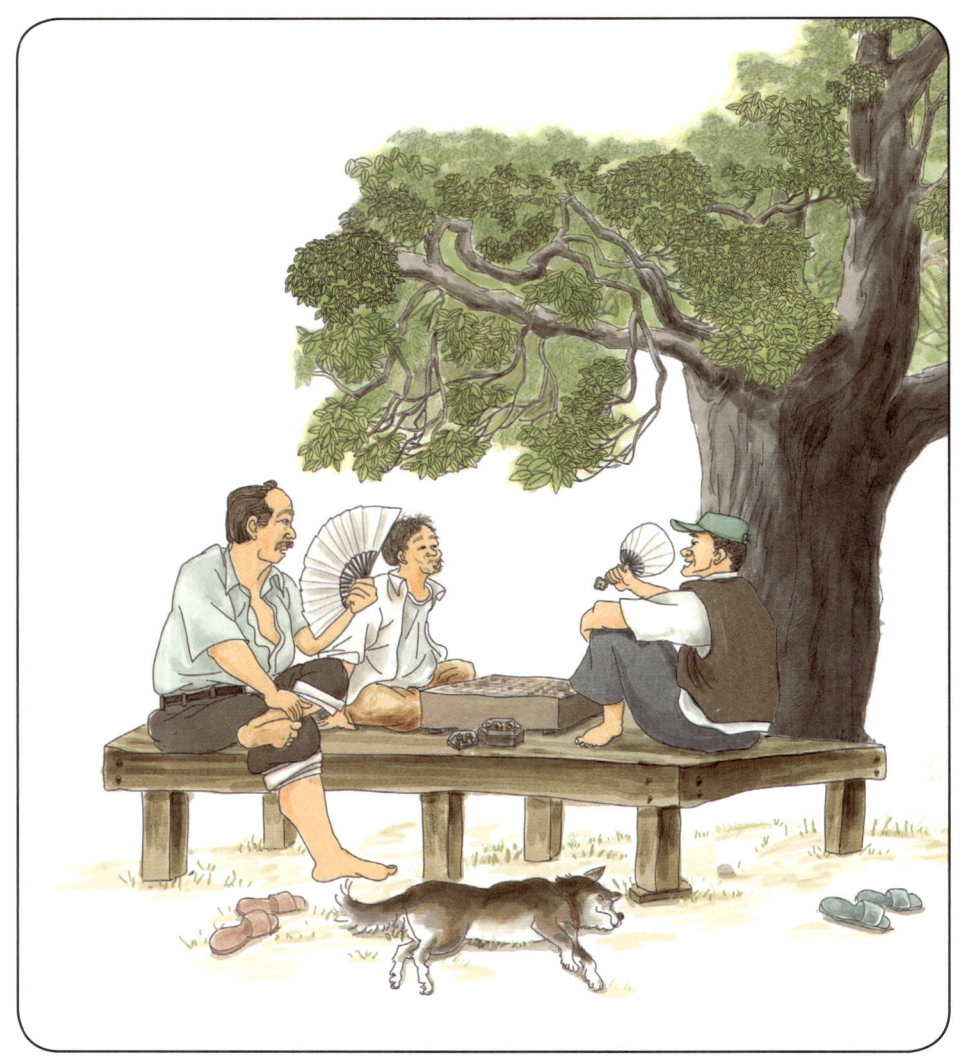

바람 한 점 없는 뜨거운 7월의 한낮!
느티나무 아래 평상에서 김 영감, 박 영감의 장기판이 한창이었지요.
"장이야!" "멍이야!"

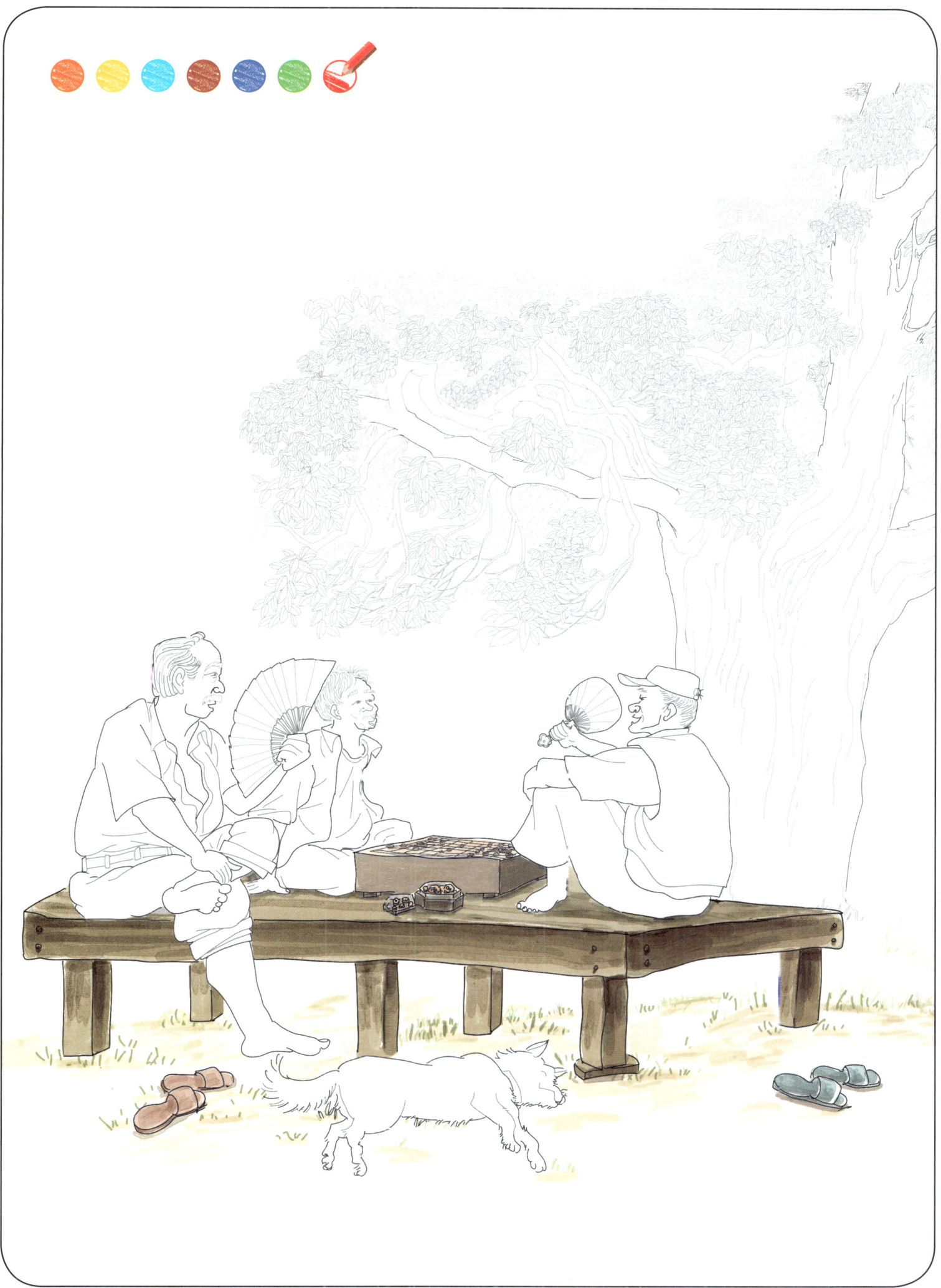

7월
수박 서리

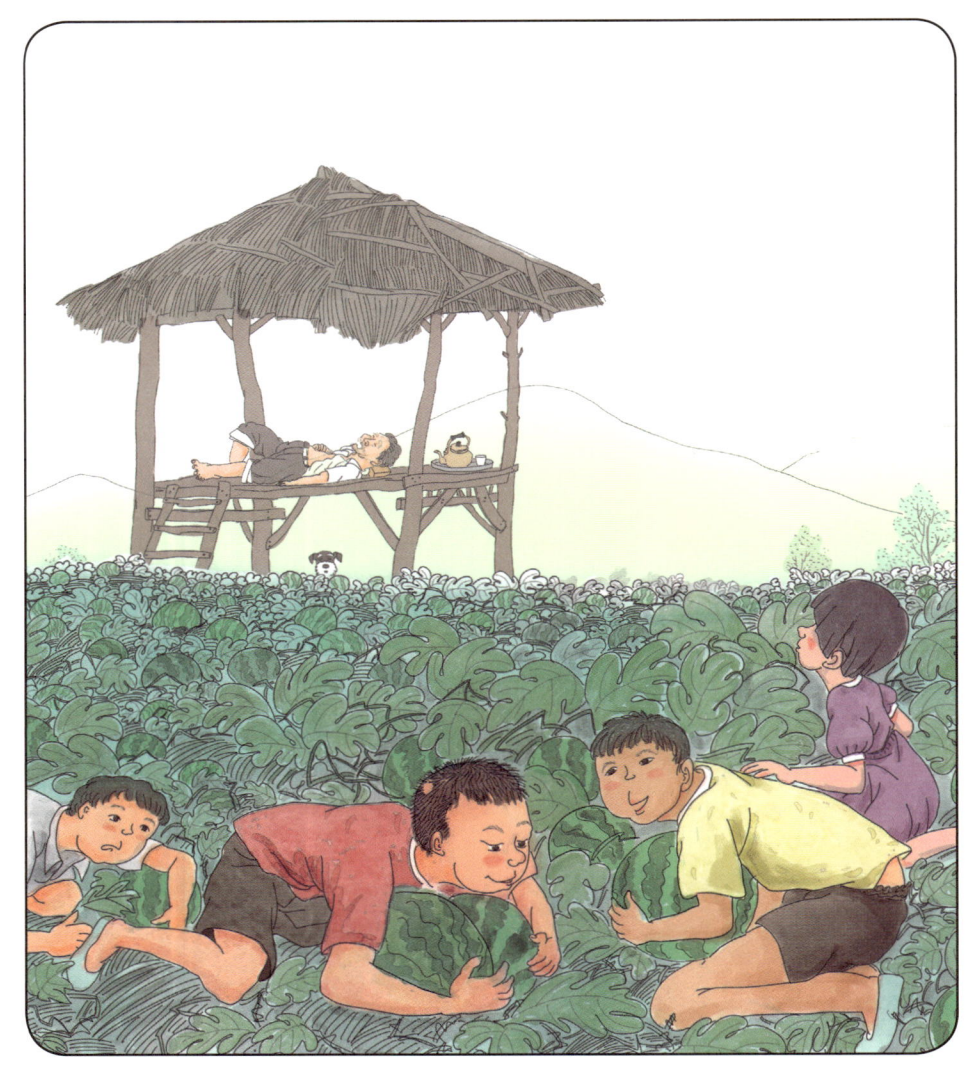

쉿! 조용! 살금살금…. 개구진 동네 녀석들이 낮잠 자는 주인 몰래 큼직한 수박을 따서 돌아서는데 뒤통수를 울리는 소리.
"이놈들, 거기 안 서!"

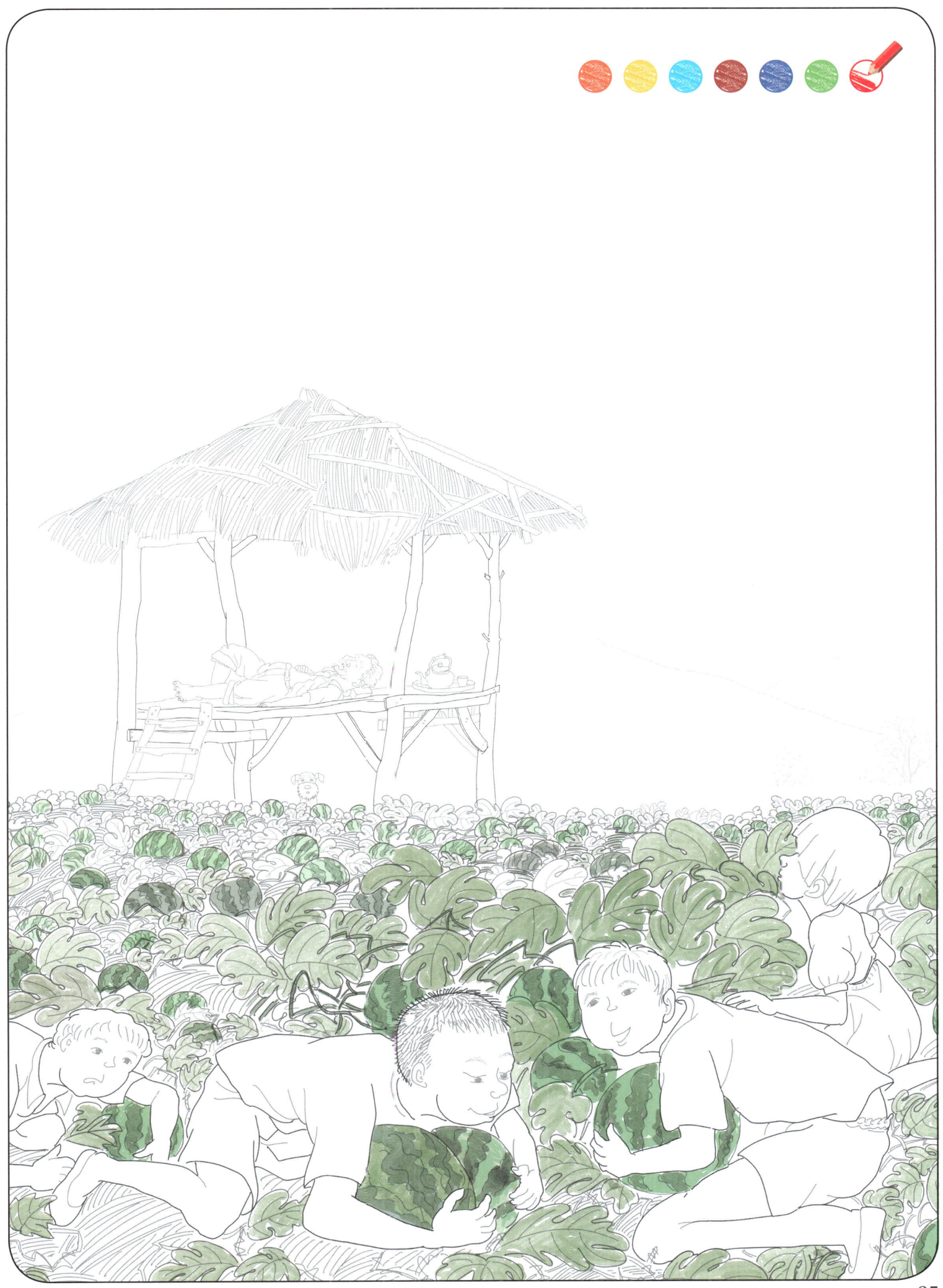

8월
지루한 장마!

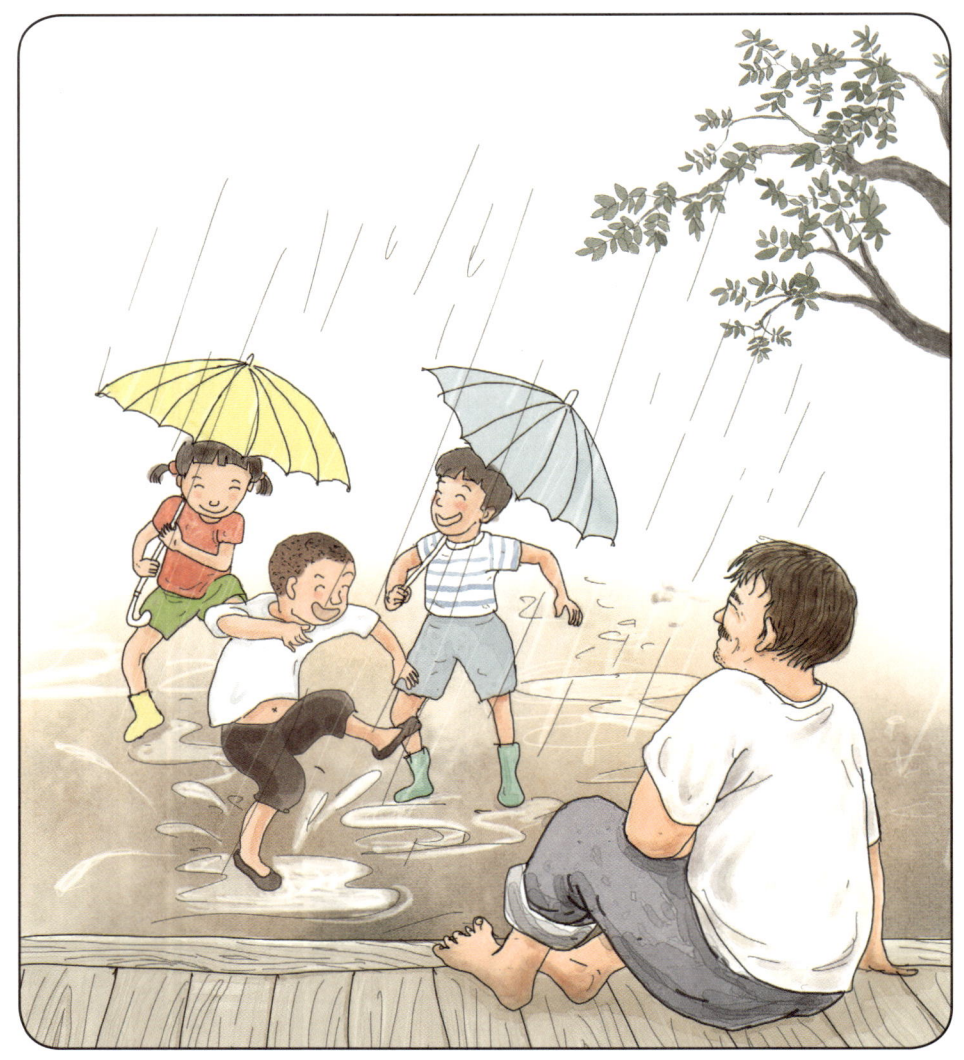

"하늘에 구멍이라도 났나?"
아버지는 속이 타 하늘을 올려다보고 또 봅니다.
그 마음도 모르고, 아이들은 찰방찰방 물장난 치느라 신이 났지요.

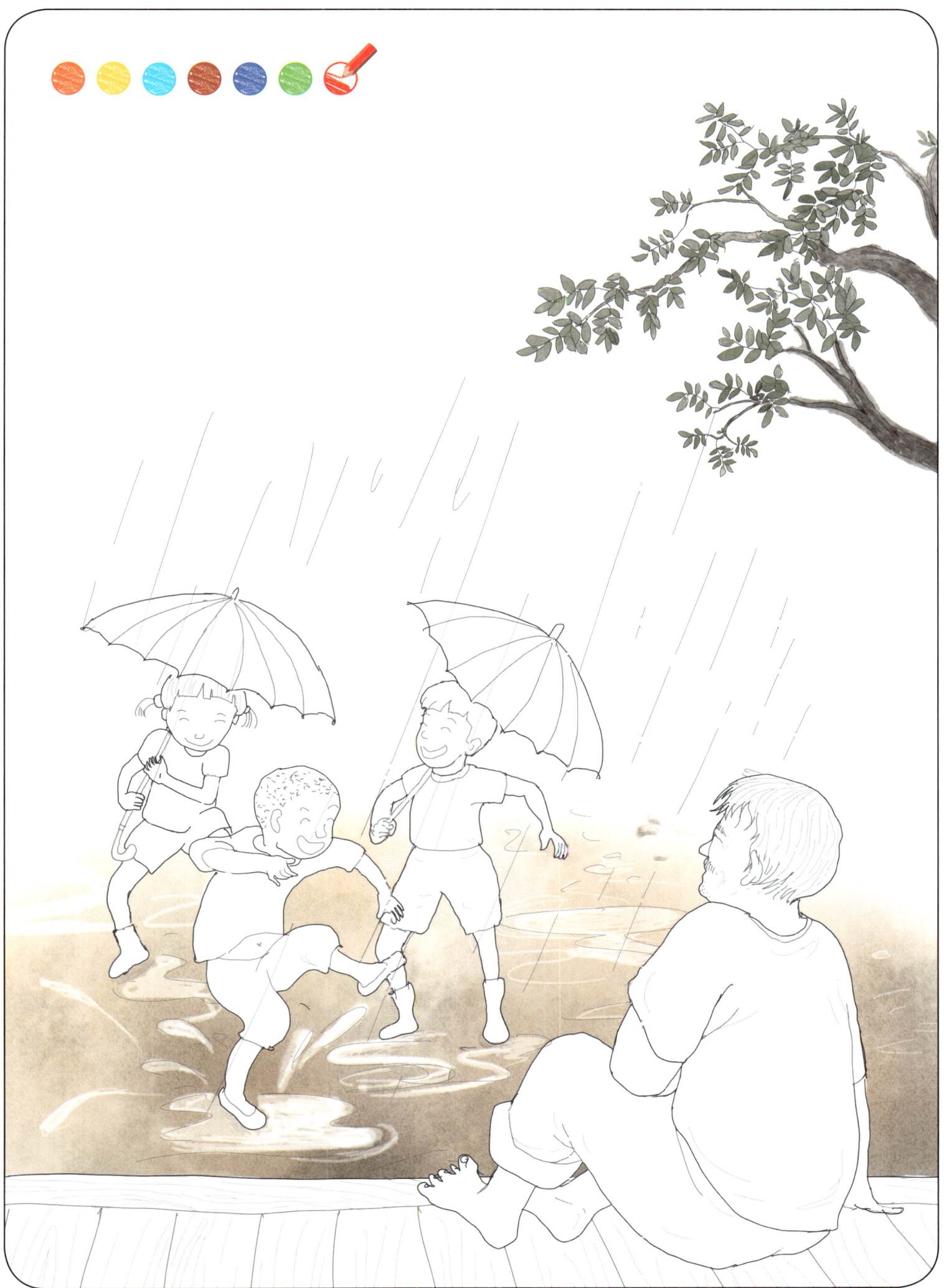

8월
여름 들판

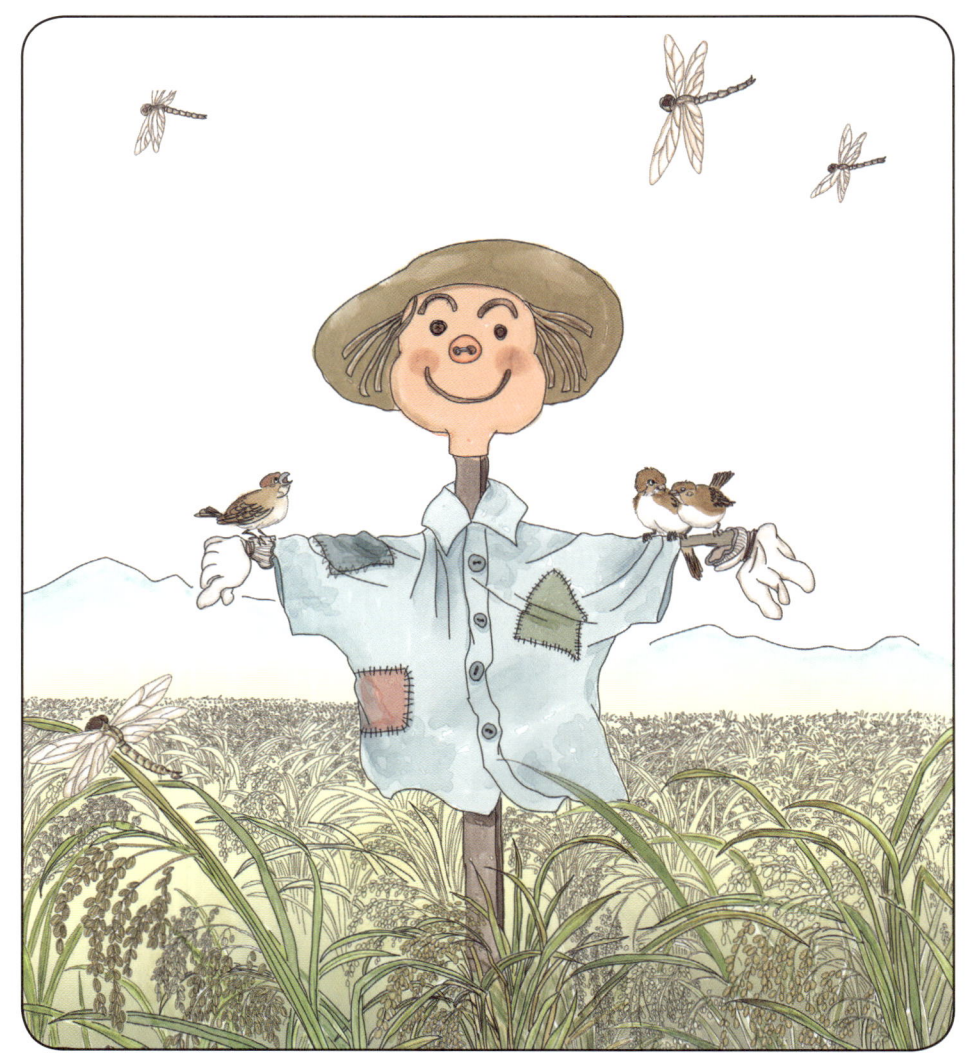

푸른 하늘은 자꾸자꾸 높아져 가고,
곡식은 알차게 여물어 한없이 고개를 숙입니다.
계절의 시간은 쉬지 않고 열심히 앞으로 달려갔지요.

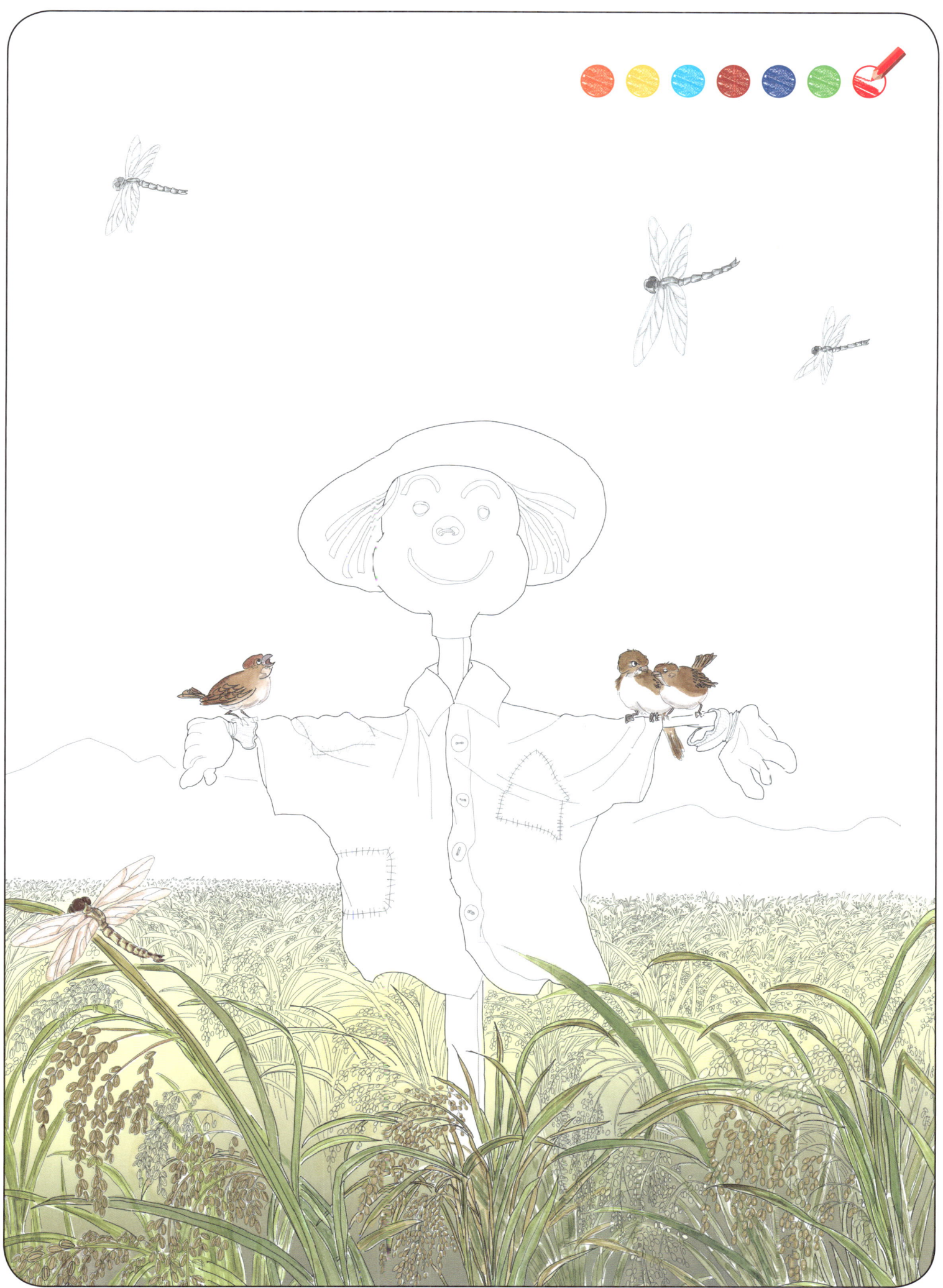

9월
한가위

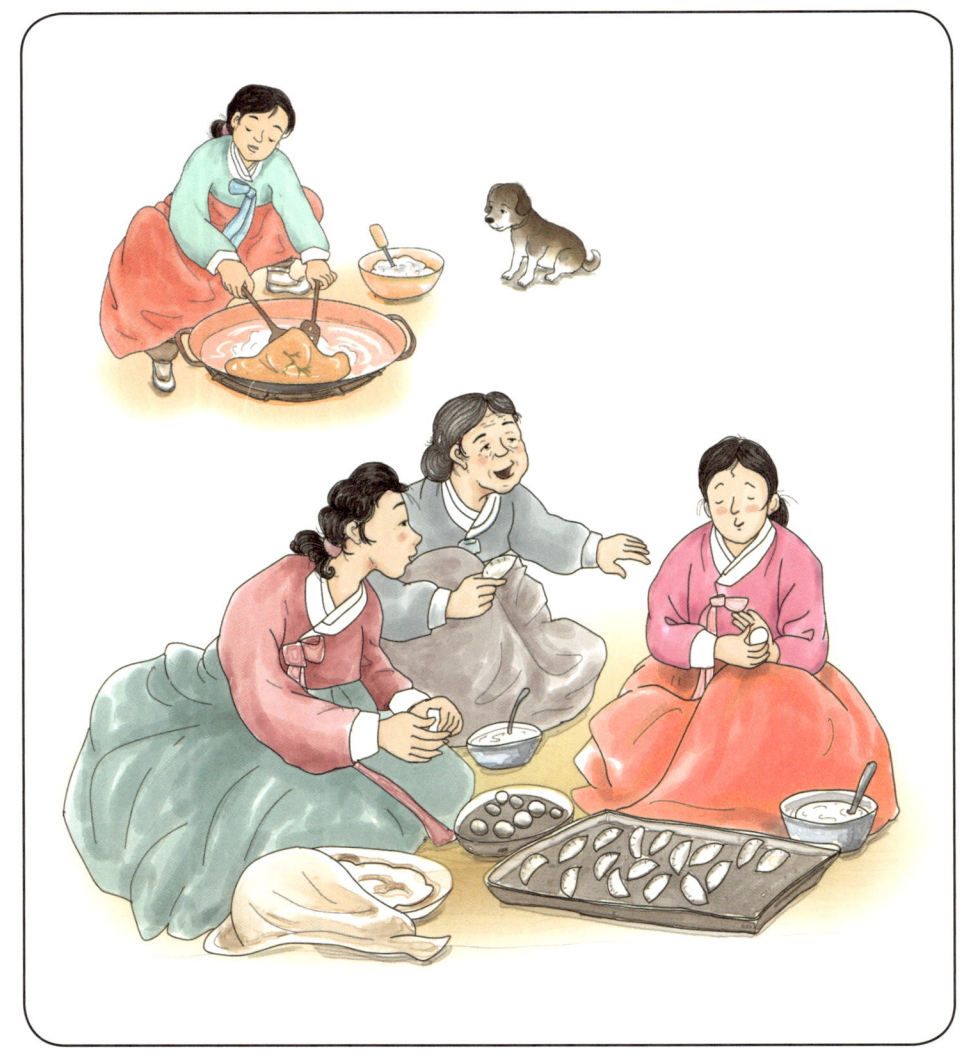

오곡이 익어 가는 8월대보름,
떨어져 살던 가족들이 오래간만에 만나 정을 나누는 우리의 명절!
우리네 삶, 더도 덜도 말고 한가위만 같기를 비나이다.

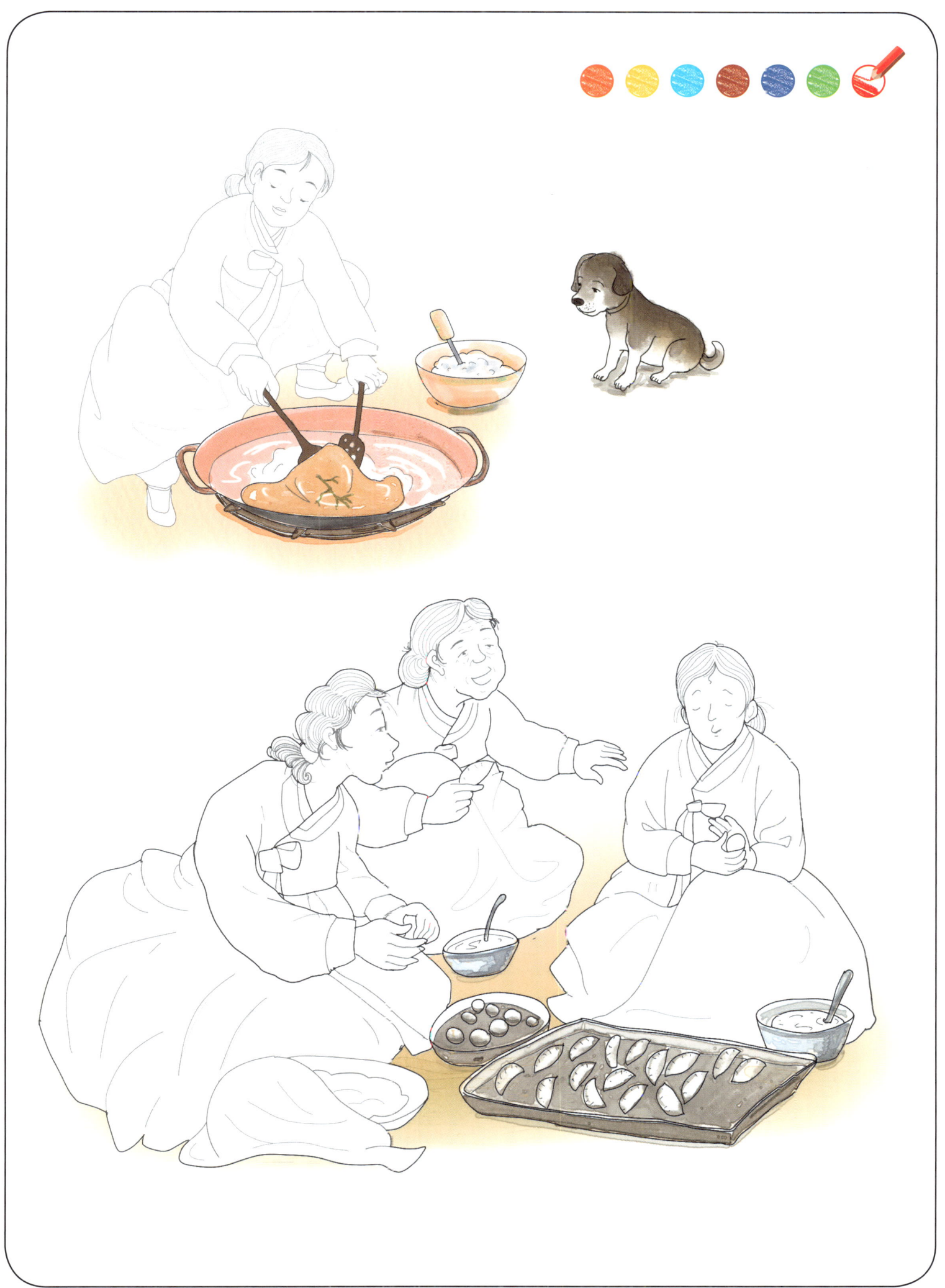

9월
강강술래

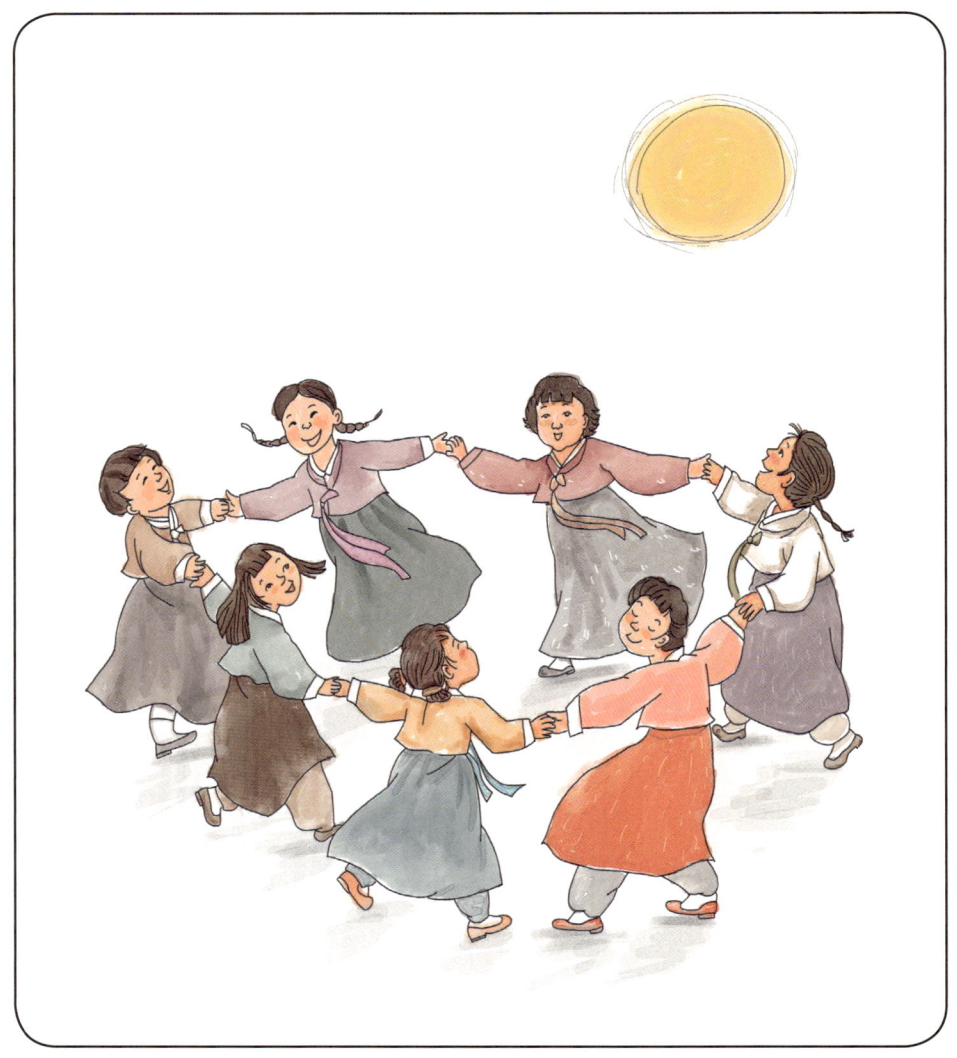

휘영청 달 밝은 밤, 소녀들이 손을 맞잡고 둥글게 돕니다.
"달 떠온다 달 떠온다, 강강술래! 팔월이라 한가윗날, 강강술래!"
서서히 빨라지는 노랫가락을 발걸음이 춤추며 따라갔어요.

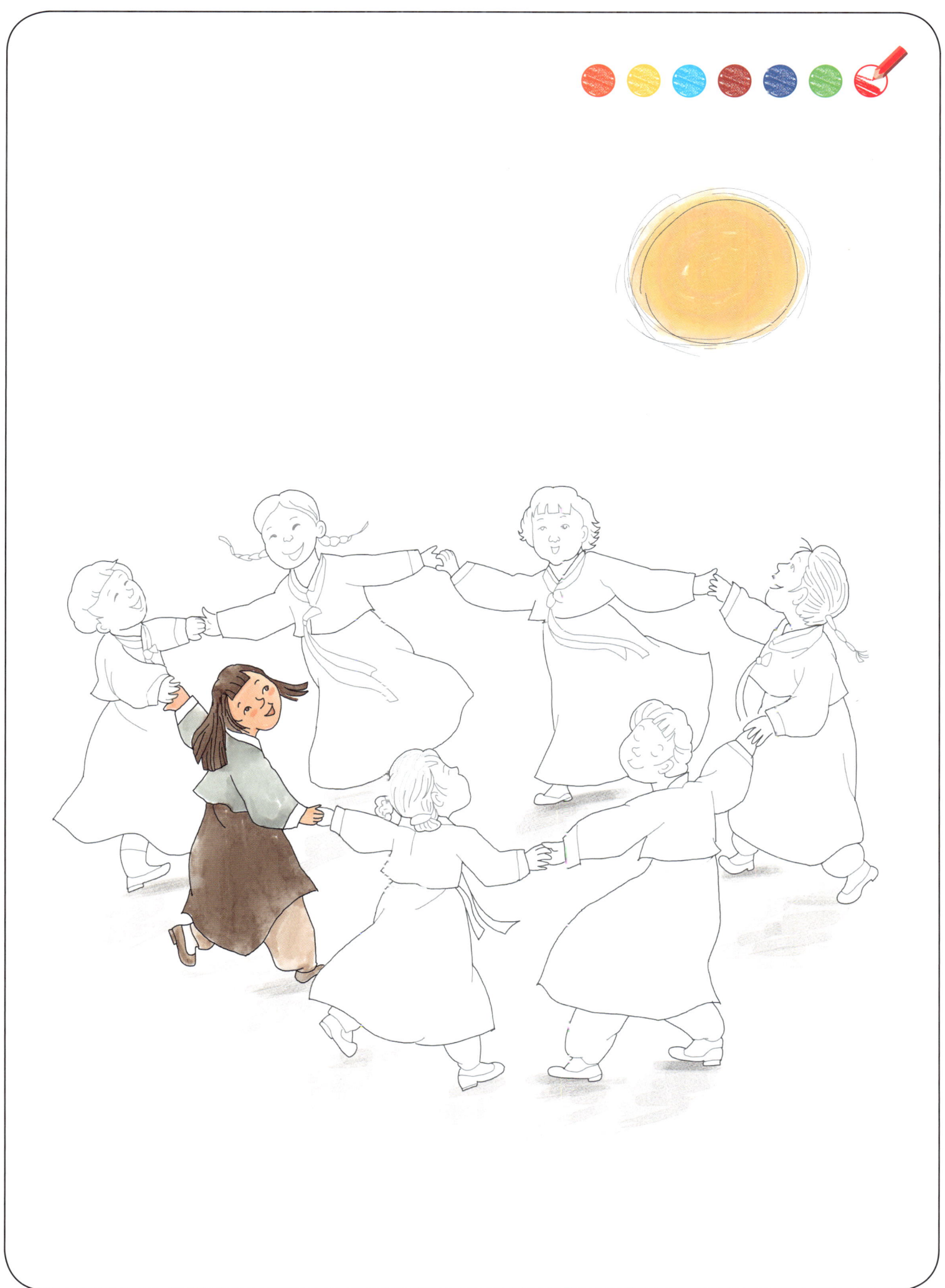

10월
단풍

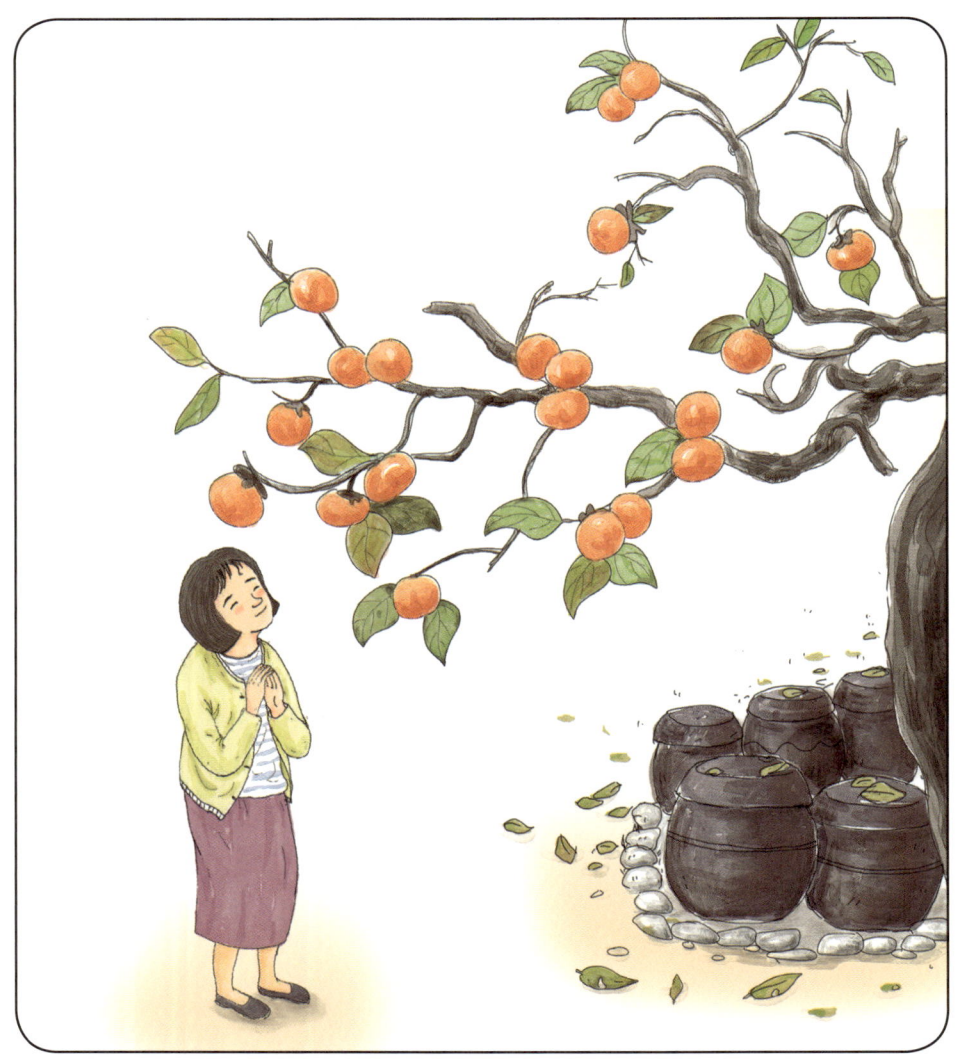

아침저녁으로 서늘한 바람이 불더니, 어느 아침 푸르던 감나무가 울긋불긋 단풍 옷을 입었습니다.
"오메, 밤새 무슨 일이 있었던 거야?"

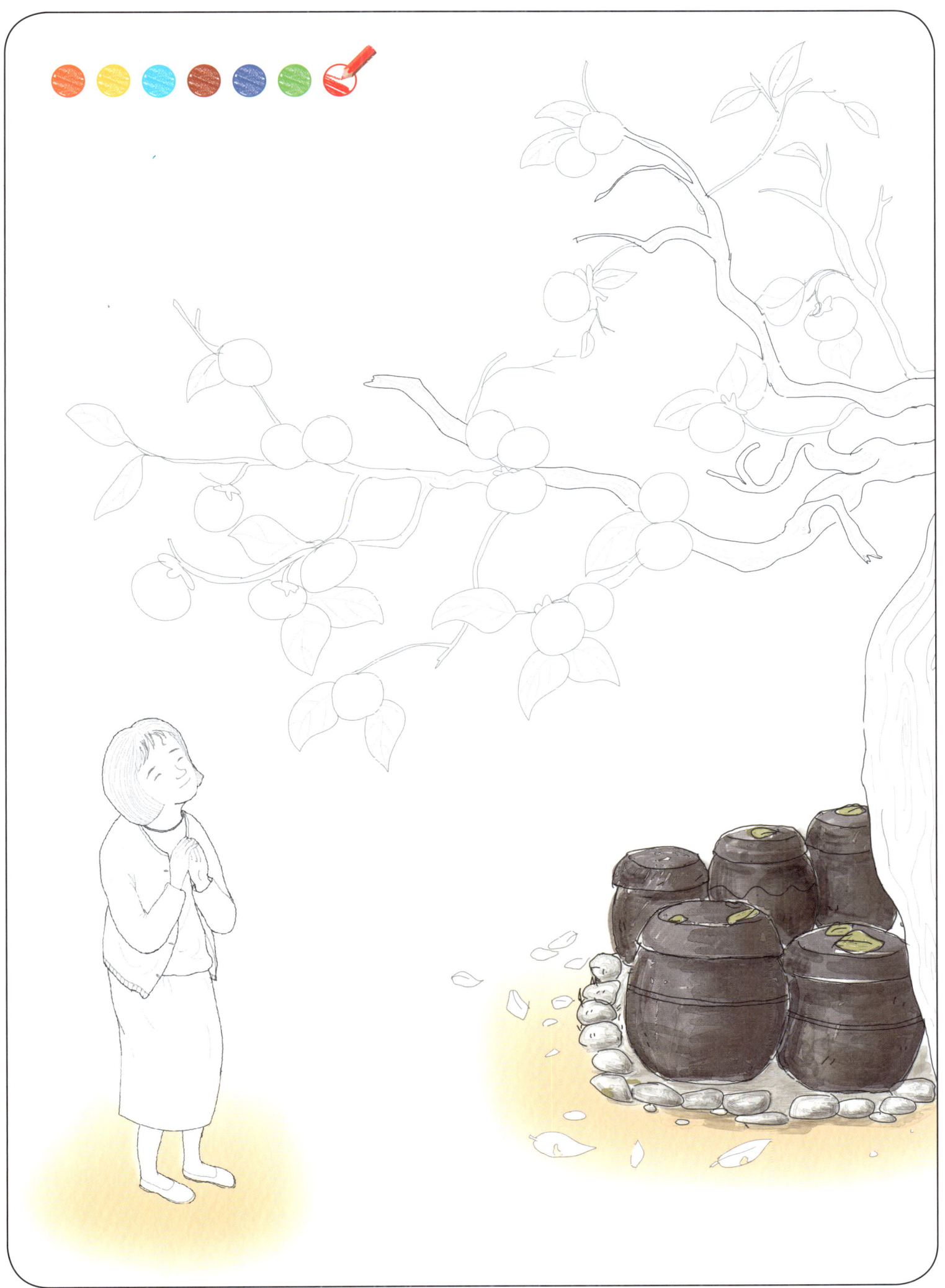

10월
추수

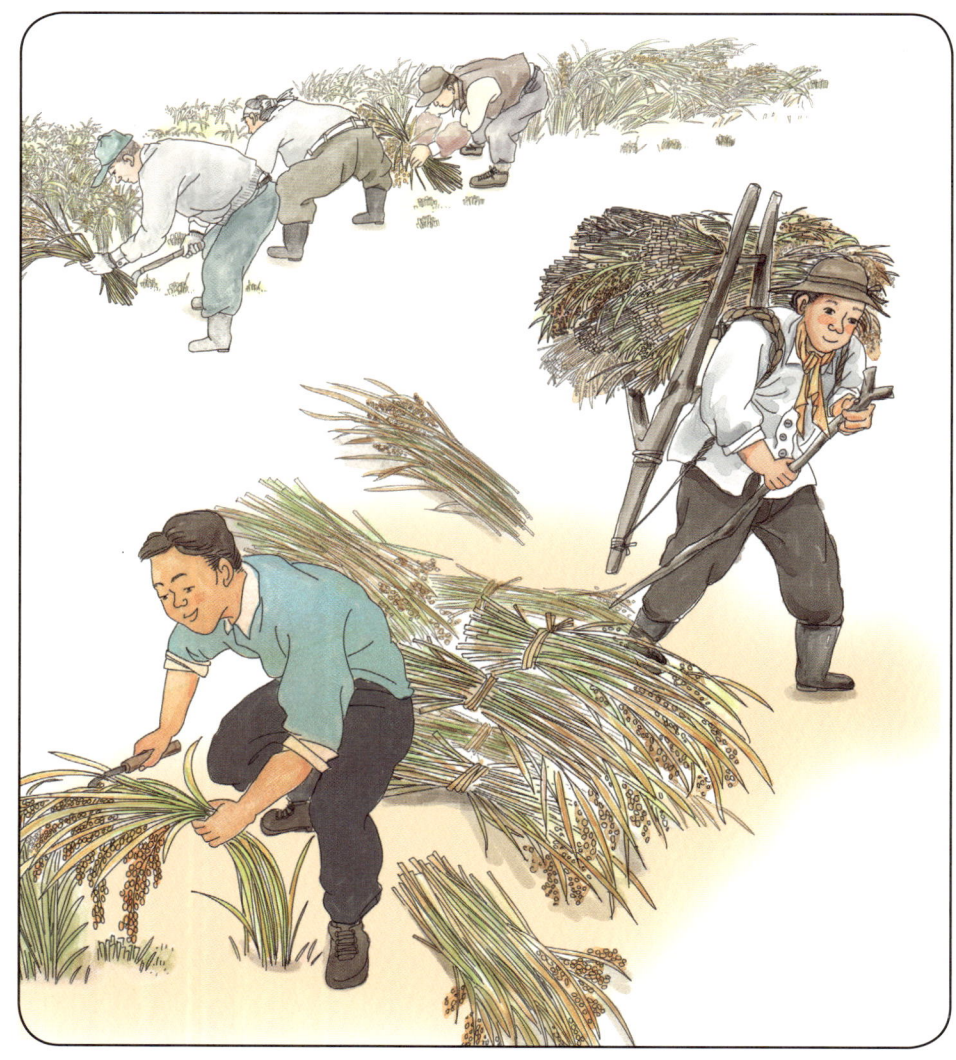

"풍년이로세, 풍년이야! 에헤라 디여~!"
논에는 볏가리가 쌓여 가고, 농부의 손길은 멈출 줄을 모릅니다.
풍년가를 부르는 농부의 입가에 미소가 가득했어요.

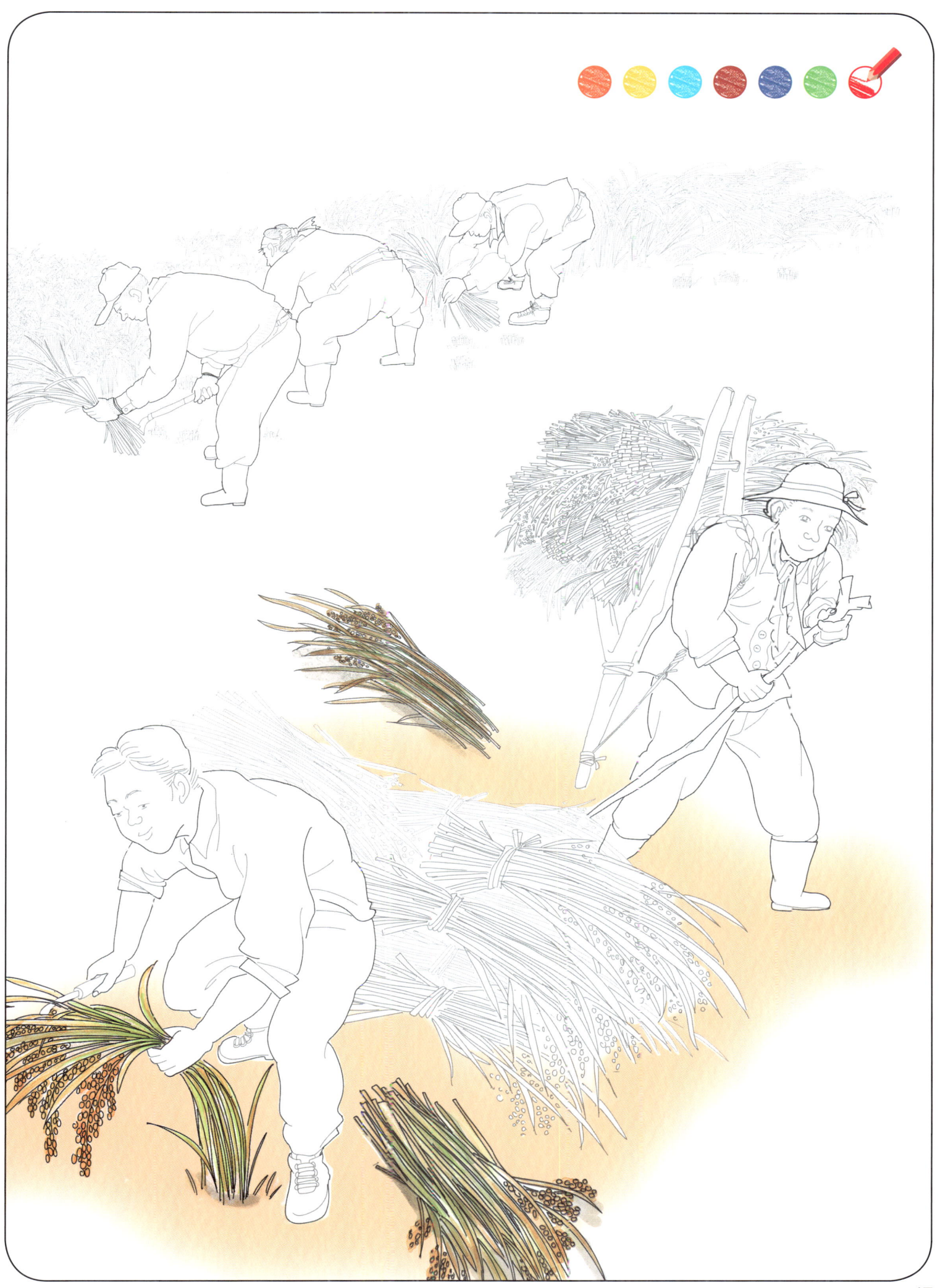

11월
김장

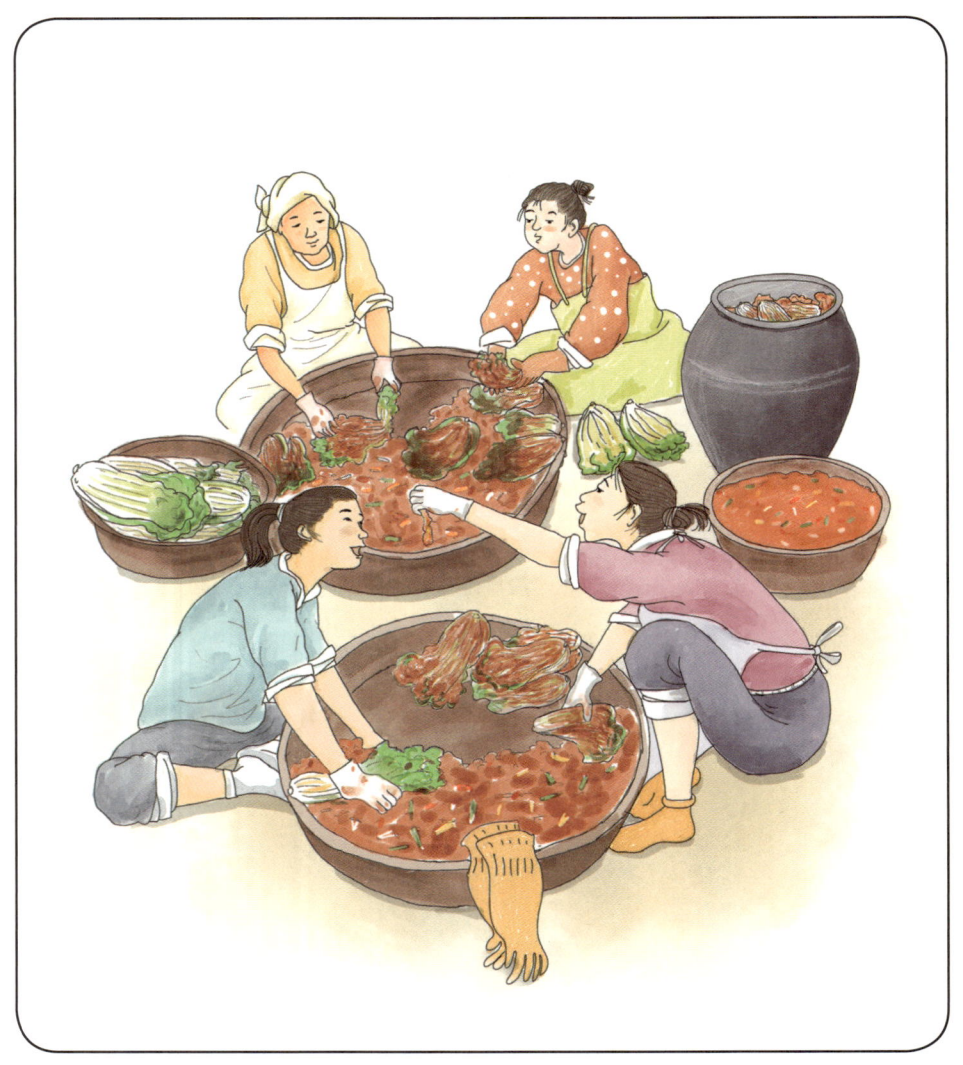

찬바람이 불면 집집마다 돌아가며 김장 품앗이를 해요.
무, 마늘, 고춧가루, 젓갈… 벌겋게 버무린 김칫소를 배추에 넣으며
'하하호호' 웃음꽃을 피웁니다. 그해 김장도 맛이 끝내줬어요!

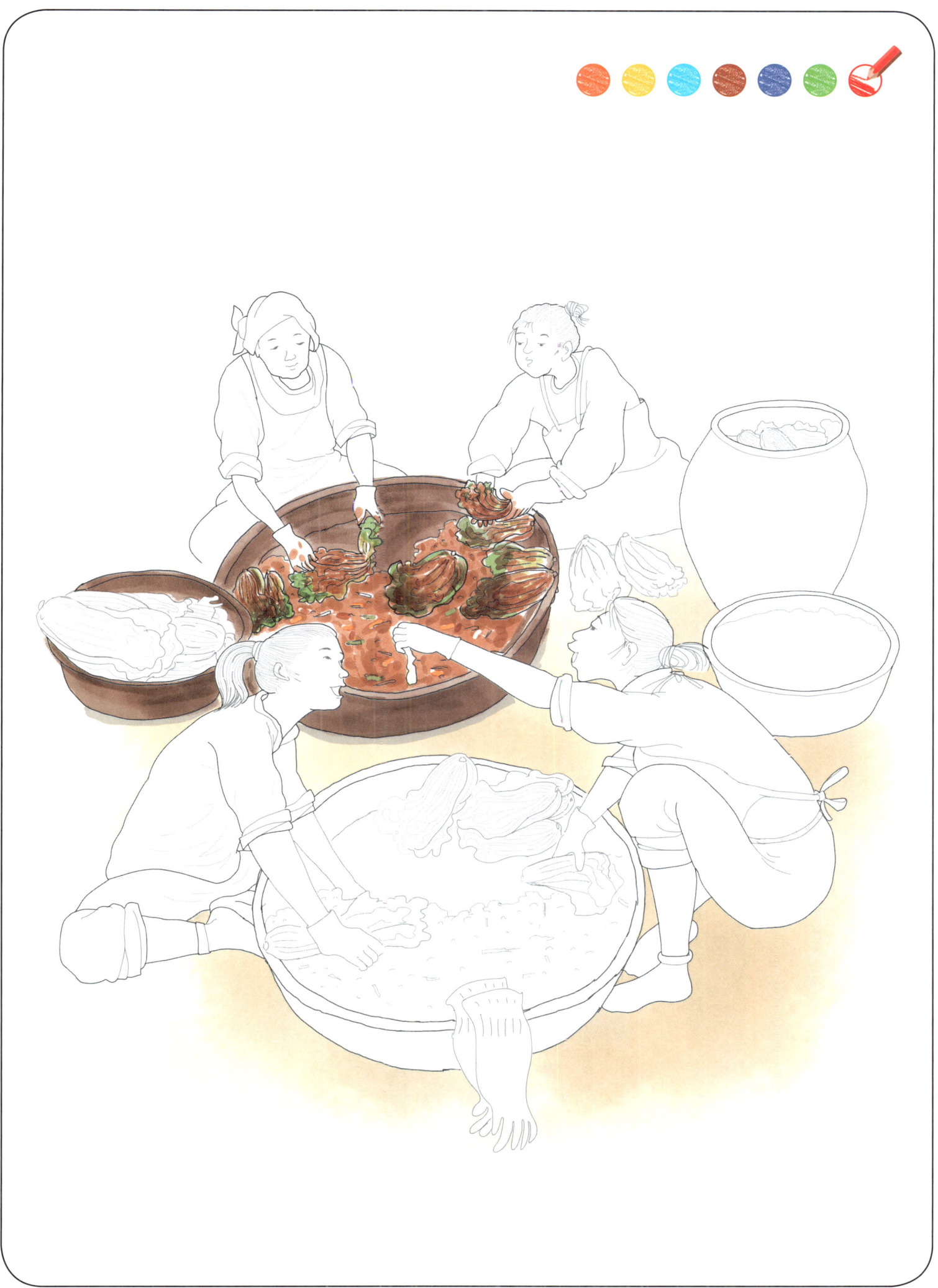

11월
첫눈

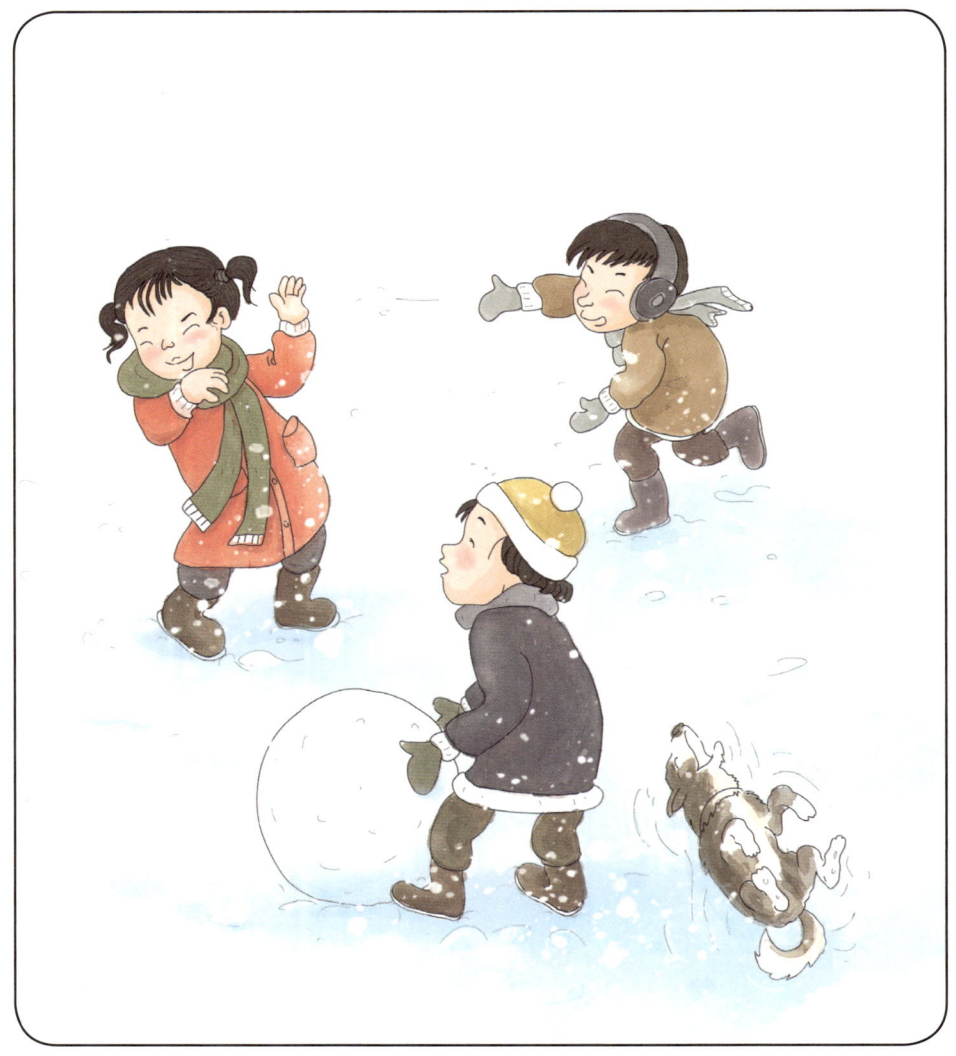

"와, 첫눈이다!"
개구쟁이들이 일제히 골목으로 달려 나갑니다.
아이들 뒤를 바둑이가 캉캉 짖어 대며 쫓아갔지요.

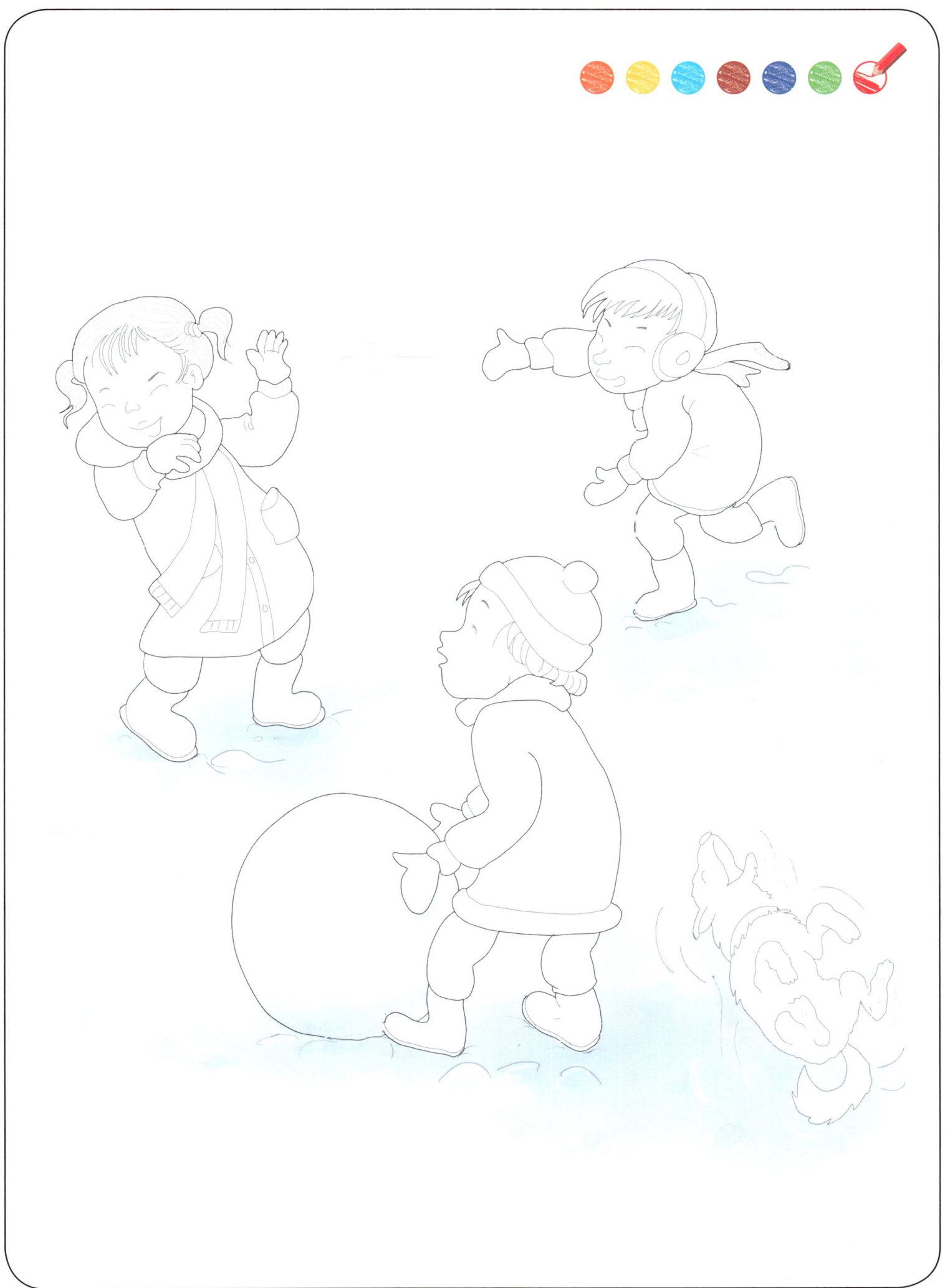

12월
돌잡이

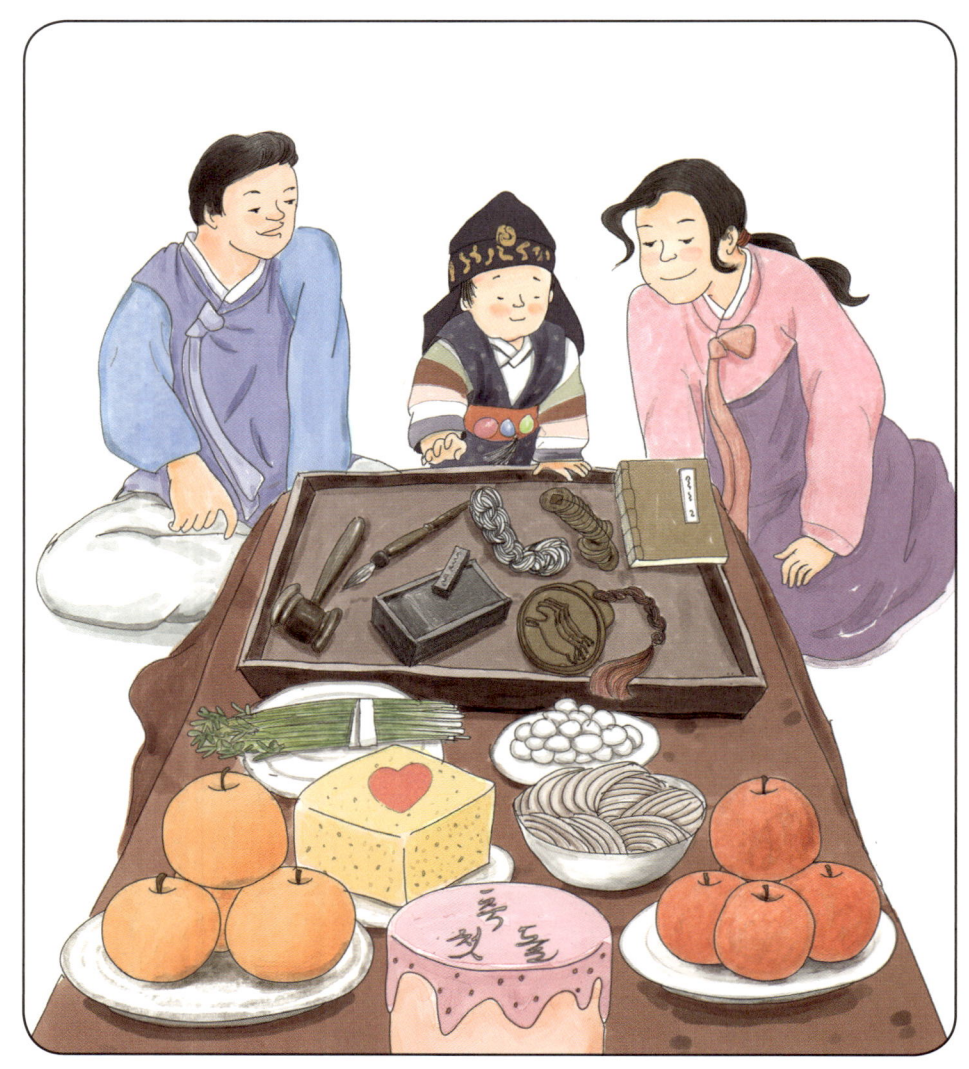

돌상 앞으로 아이가 다가가 손을 내밉니다.
실, 돈, 책, 붓…… 무얼 잡으려나 마음 졸이다 피식 웃었지요.
"아무렴 어떨까, 건강하고 바르게만 자라 다오!"

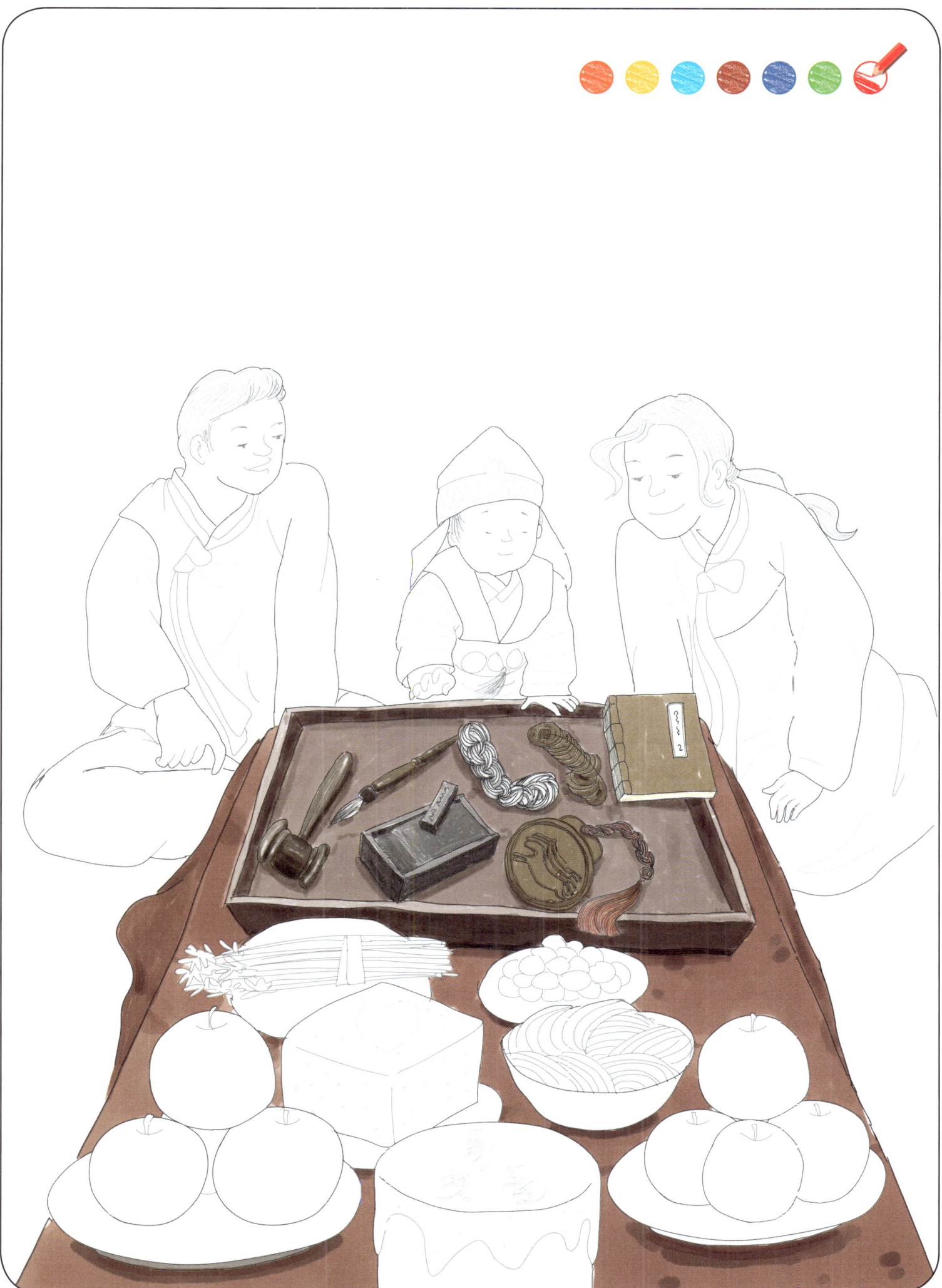

12월
동지

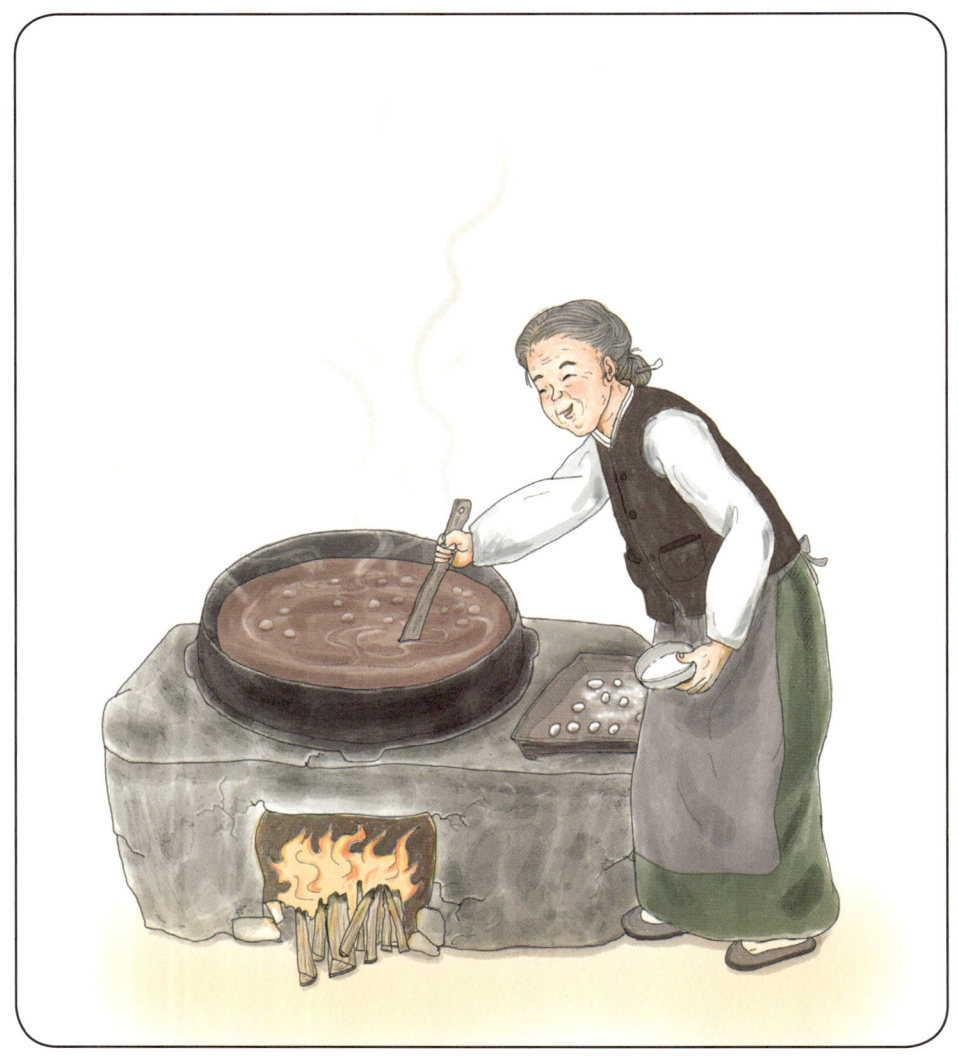

일 년 중 낮이 가장 짧고 그만큼 밤이 긴 날, 동지!
추운 겨울 찹쌀 새알심을 넣어 끓인 뜨거운 팥죽을
한 그릇 먹으면, 얼었던 몸이 뜨끈해지지요.

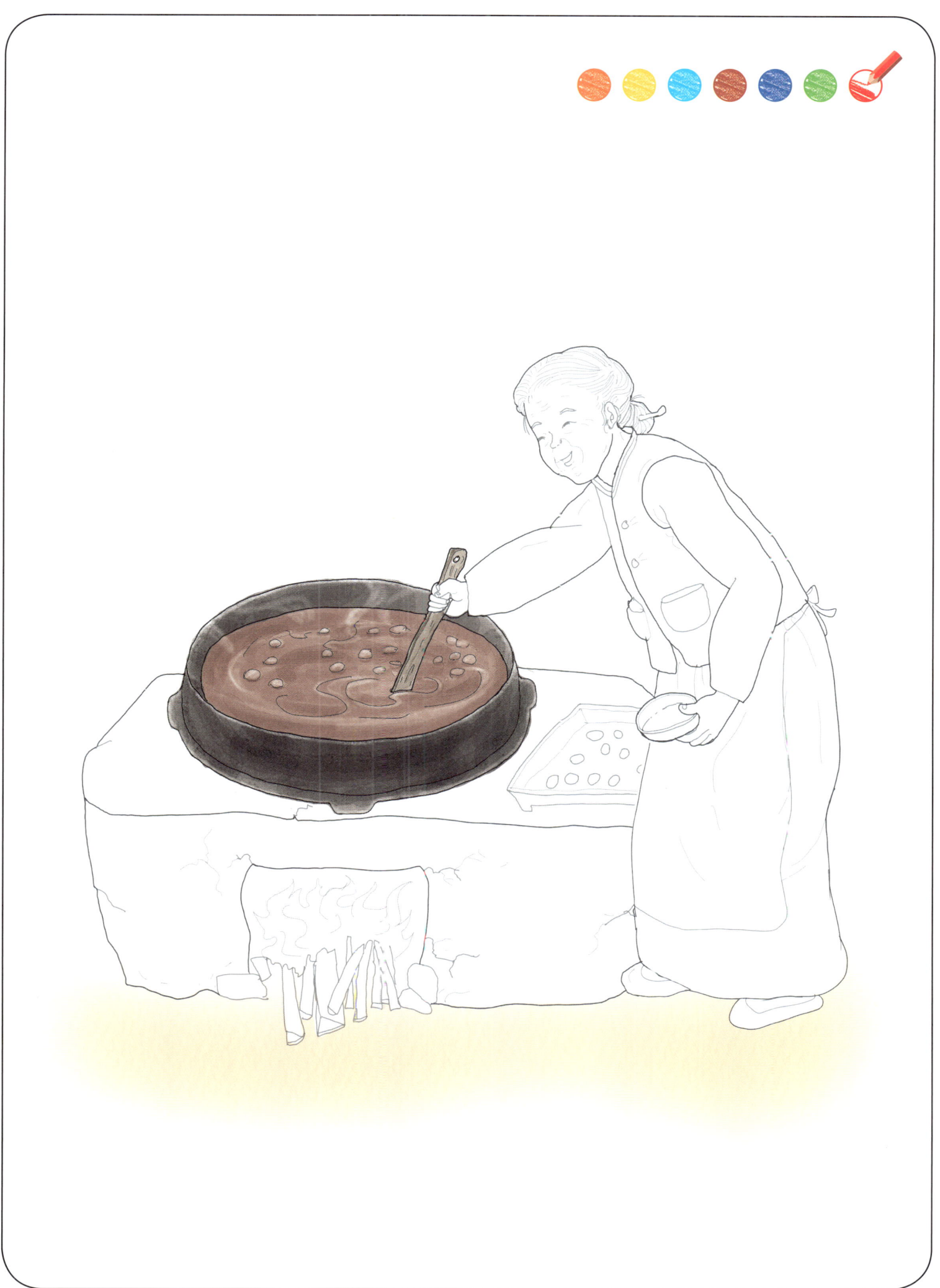

추천 강희택 교수

연세대학교 의과대학을 졸업하였다.
강남 세브란스병원에서 전공의와 임상 조교수, 충북대학교 의과대학 부교수,
미국 네바다주립대학교 방문교수 등을 거쳐 지금은 연세대학교 의과대학에서
부교수로 일하고 있다. 대한가정의학회에서 활동하고 있으며,
대한임상노인의학회 교육이사를 지냈다. 강남 세브란스병원 최우수 강사상을 비롯,
대한가정의학회 우수 논문상, 과학기술인연합회 우수 연구상,
한국호스피스완화의학회 우수 연구지원상 등을 수상했다.

2025년 08월 20일 1판 4쇄 **펴냄**
2024년 02월 25일 1판 1쇄 **펴냄**

펴낸곳 (주)효리원
펴낸이 윤종근
구성 시니어인지능력개발원 · **그림** 장인한 · **추천** 강희택
등록 1990년 12월 20일 · **번호** 2-1108
우편 번호 03147
주소 서울시 종로구 삼일대로 457, 406호
전화 02)3675-5222 · **팩스** 02)765-5222

ⓒ 2024. (주)효리원

잘못 만들어진 책은 구입하신 서점에서 바꾸어 드립니다.
ISBN 978-89-281-0782-7 14650

이메일 hyoreewon@hyoreewon.com
홈페이지 www.hyoreewon.com